今こそ、地域医療！

公益社団法人 地域医療振興協会 編

メディカルサイエンス社

序文

公益社団法人地域医療振興協会 会長・日本医学会 会長　髙久史麿

公益社団法人地域医療振興協会が創設三〇周年を迎え、「今こそ、地域医療！」の名の記念単行本を刊行することとなり、その序文を書いている。五年前の二五周年記念単行本の題名が、「地域医療は、今」であったから、三〇周年記念単行本の題名は、この五年の間で地域医療がわが国の医療改革の焦点になってきたことを如実に示しているといえるであろう。この序文を書くにあたって、あらかじめメディカルサイエンス社から送られてきた第一、第二、第三、第四章のゲラを一読させていただいた。その中で印象に残ったことを列記して本書の序文とさせていただきたい。

まず取り上げたいのは第四章「これからの日本の地域医療」で吉新通康理事長が書かれた「地域医療振興協会の三〇年間の歩み」である。特に自治医科大学の一期生が各県で卒業後の臨床研修を始めるにあたって、いろいろな問題があり、一期生の方々が大変苦労されたことが具体的に記述されており、感慨深く読ませていただいた。一期生が卒業する頃、私は自治医大の卒後指導委員長を兼務しており、各県の担当の方に「自治医大の卒業生は初期研修が終わった後、直ちにへき地の第一線で働くので、より多くの診療をまわる形の多科ローテーションの研修が受けられるように配慮していただきたい」と要請した記憶がある。その当時は、各医大の卒業生は卒業校の医局に入り、ストレート研修を受けるのが通例であったので、一期生は大変ではないかと考えられていたが、その推定を超えた御苦労があったことがよく分かった。

同じ章の山田隆司副理事長の「総合診療医」に関する記述も、私が厚生労働省の「専門医の在り方に関する検討会」で第一九番目の基本領域として「総合診療医」を提唱したこともあり、今後のわが国の医療改革の焦点となる「地域包括ケア」の担い手の中心となるのが総合診療医であることを考え、同様に感慨深く読ませていただいた。なお、第三章の座談会「地域医療って、おもしろい！」の中で、山口県の原田昌範総合医療センター長が、「山口県には自治医大の卒業生が義務年限内で総合診療専門医の資格を得る仕組みが大体できた」と述べられていたので安心した。総合診療専門医制を提言した時は、今までこの問題が新しい専門医制についての私の懸念の一つになっていたからである。

本書の第一章では沖縄の与那国島に赴任している並木医師が研修医の方たちと島の診療にあたる状況が報告されており、次の第二章の「地域医療の現場から」では、地域医療の現場で活躍している一〇名の自治医大卒業生、地域医療振興協会の研修修了生の手記が紹介されており、いずれも興味深く読ませていただいた。地域医療に従事された時に各々が経験されたこと、感じられたことなどがさまざまな観点から記述されているが、地域医療の現場でしか経験できない患者さんや家族の方々との触れ合い、その触れ合いによって医師として成長していくことが数多く語られていた。同じことが第三章の座談会でも述べられていた。自治医大の教授時代、私は教務委員長を務め、その時から現在のクリニカルクラークシップ型の臨床実習を行っていたが、その後東京に移り、平成八年に自治医大の学長になって戻ってきた時に、「学外臨床実習」が行われていた。このことは第二章の「地域医療の現場から」でも度々紹介されているが、自治医大の学生が五年生の時に各出身県に戻って一週間、自治医大の卒業生が勤務している診療所で実習することになる。この学外実習の後、各学生が感想文を書き、一冊の本にまとめられていた。私はその感想文をできるだけ読むようにしていたが、その中でよく書かれていたことは「先輩の診療所の先生が、住民の人たちから信頼されていることを強く感じた」ということであった。自分が将来働く可能性がある診療所の医師と住民との間の強い絆を見聞することは、学生にとって最高の教育であることを改めて認識した次第である。

地域医療振興協会は自治医大卒業生の各県での定着の促進、へき地医療の現場の問題の解決、義務終了との卒業生の各県間の格差の修正、義務後の卒業生のポストの確保、県の枠を超えた地域医療従事者の再配分機能の確立を目指してつくられた社団法人であったが、現在二四の病院や二つの看護専門学校を含む診療所など七〇近くの施設の運営、指定管理を行っている。これらの施設の多くは地域の医療の最前線にある診療所、病院であるが、東京で運営している病院でも離島やへき地への医師の派遣を積極的に行っている。いくつかの病院は初期研修医を受け入れており、協会が運営する地域の診療所、病院の人材の供給に大きな役割を果たしている。公益社団法人地域医療振興協会の今までの活動を振り返ってみると、協会は自治医大の本来の目的である、「わが国のへき地医療の確保の達成」に大きな役割を果たしてきたといえる。私は初代の中尾喜久先生の後を引き継いで平成九年以来、地域医療振興協会の会長を務めているが、本書の内容を読み、改めて協会の存在の重要性を実感し、少しでもお役に立てればと念じている。

平成二八年五月一八日

目次

第四章　これからの日本の地域医療

第一章

レポート　離島の医療

〝島民として〟医療に関わりたい―日本最西端の与那国島で―

本書の前書にあたる「地域医療は、今」（二〇一一年発行）の中で、岐阜県の山間部にある小さな複合施設に全国から学生や研修医が集まり、地域研修のメッカとなっていることを取材した。その施設を運営する地域医療振興協会では研修プログラムに早くから地域実習を取り入れ、地域の現場で医師を育成してきた。現在、大勢の研修修了生が全国で活躍している。「地域医療は、今」の続編に位置付けられる本書では、その修了生の一人が働く現場を取材することにした。

いざ、与那国島へ

そこは与那国島。「与那国島」と聞いても沖縄県の離島というだけで、具体的にどの辺にあるのか、どんな島なのか知らなかったし、周りの人に聞いても「Ｄｒ・コトー診療所のロケ地じゃない？」という言葉が返ってきただけ。そうか、あのドラマで観た青い海が与那国島なのか……という程度の知識しかないまま、与那国行きが決まった。

はじめに訪れたのは十一月初旬。その日はあいにくの雨の中、羽田空港を発ち石垣島へ。

与那国島へ行くには石垣島、あるいは那覇経由でプロペラ機に乗り継ぐ。石垣島までは約三時間半。そこから与那国島まで三十分の飛行なので四時間で到着する予定だ。ところが石垣空港に着くと風雨の影響で与那国便が出るかどうか分からないという。二時間弱待ったところで、現地の風の状況で着陸できなかったときには宮古島へ降りることを条件に飛び立ち、なんとか与那国島へ到着した。与那国は方言で「どぅなんちま」とも言われ、この言葉は渡航が難しいという意味に由来しているという。なるほど、納得だ。

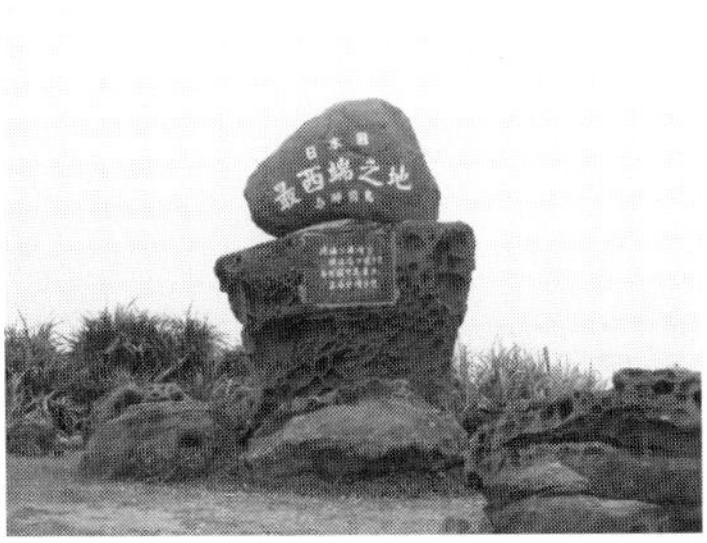

日本最西端の地

与那国島は沖縄本島から南西に五〇九キロメートル、日本の最西端にあって台湾とは百十一キロメートルしか離れていない。晴天の日には彼方に台湾の山並みが見えることもある。もともと琉球国に属さない独立国家だったこともあり、戦後台湾が日本の植民地だった時代には本島よりも台湾との交流が盛んで、ナツコ

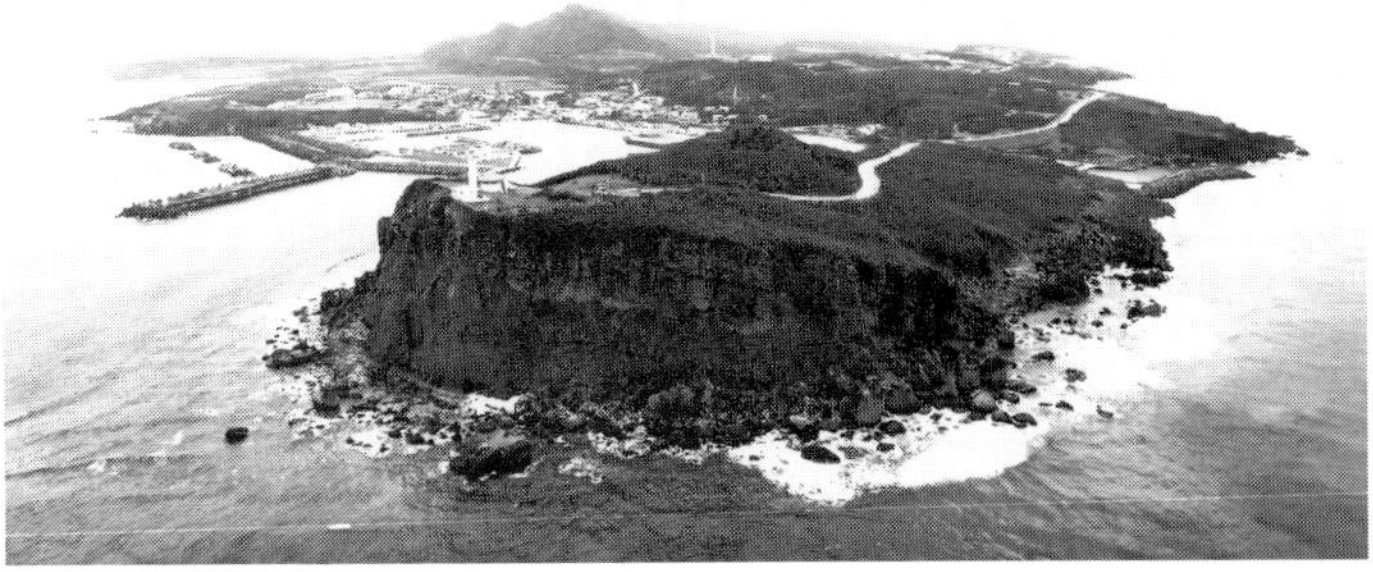
与那国島全景

という女首長が暗躍し密貿易も行われていたそうだ。その頃は人も物も豊富で、出稼ぎの人が大勢渡ってくる黄金期だった。

それから徐々に人も物も減っていった。今、島民の生活を支えているのは農業だが、それも町の精糖工場と自分が食べる農作物を庭で育てているという程度。

過酷な状況を経てきただけに、島民には「ある時に食べる」という習慣が根付いていて、そのせいで体の大きな人が多いという。

人口は約一五〇〇人。ダイバーや観光客が年間三万人くらい訪れるものの、島の中は観光化されず手つかずの自然が残っている。サトウキビ収穫時期には外からも人が働きに来て製糖工場が活気づくが、それ以外は人の出入りも少ない静かな島である。

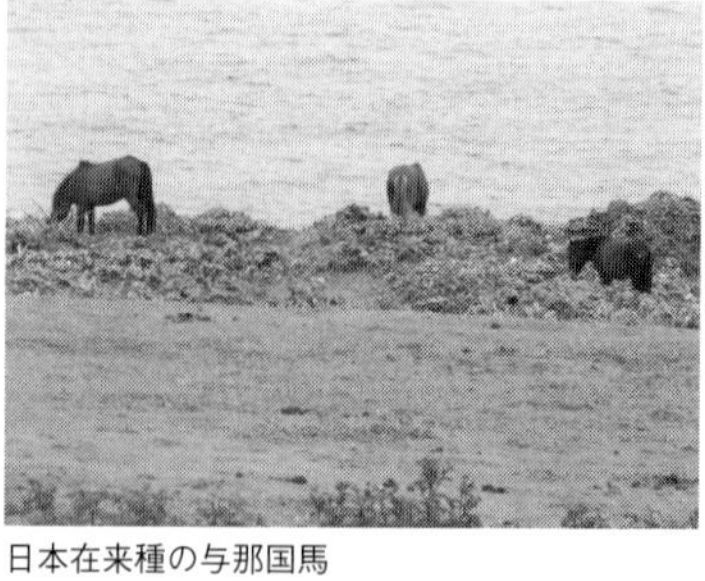

日本在来種の与那国馬

そんな島の唯一の医療機関である与那国町診療所。そこに二年前、並木宏文先生が着任した。並木先生は家庭医の専門医を取得し各地の地域医療に従事してきたが、代診医として訪れた際にこの島が気に入り、〃島民として〃医療に関わりたいと強く思ったという。

離島だから……

朝八時半、診療所の一日が始まる。職員全員が処置室に集まって朝礼、その日の活動を確認し合う。受付は田島さん。二〇年前、東京からダイビングに来てご主人と出会いお嫁に来た。今はすっかり島の人だ。看護師の前盛さんは石垣島出身で与那国へお嫁に来た。ここに勤めて六年になる。大崎さんは長く八丈島の病院で働き最近ここに赴任した。八丈島の病院は規模が大きく看護をするというより病院のスタッフとして働くという感じだったが、ここでは患者さんと触れ合う機会が多くそれが楽しいという。勇さんは大の島好きで、東京都内にある自宅にご主人と娘さんを置いてここに単身赴任している（わざわざこの最果ての島へ来て働こうという人が結構いることを知ってちょっとびっくりした）。事務の糸数さんは与那国生まれの与那国育ち。町が運営していた当時から診療所に務めている、大番頭のような存在だ。

この日はいつものスタッフに三人の新顔が混じっていた。豊見城中央病院の新里先生、深水先生、横須賀市立市民病院の松本先生が地域実習に訪れていたのだ。

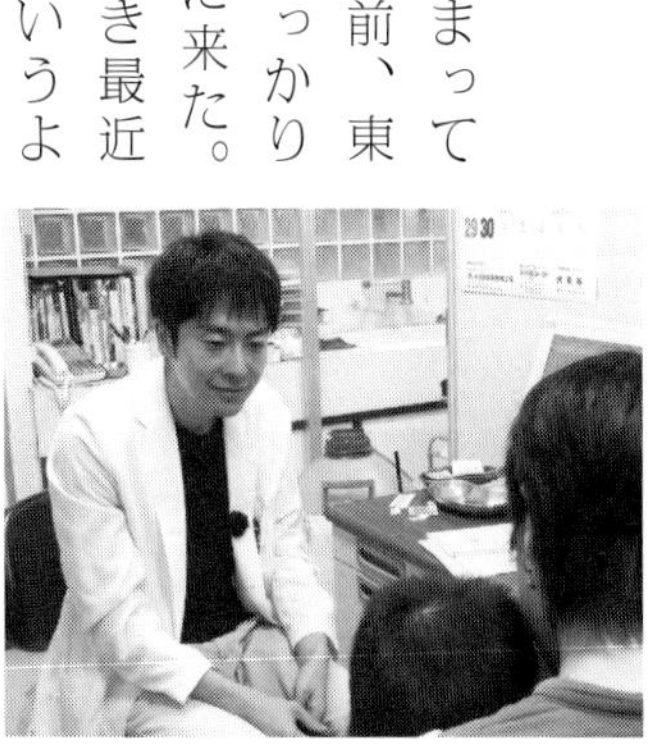

並木宏文先生

午前中の外来が終わると、先生は研修医たちを連れて外へ出る。向かったのは町の公営住宅。昨年一〇月に与那国島を直撃した台風で自宅が全壊してしまったTさんが入居しているのだ。

「町に確認しましたが、時間がかかっているけど県も支援してくれるようですよ」と先生が説明すると、Tさんは「ここは親しいHさんの家が近いので大丈夫」と存外に明るい。島に暮らす人たちには長い歴史の中で「分かっている。離島だから」というあきらめに近い思いがあるのだと、並木先生が教えてくれた。地域社会を知ってこそニーズに応えられるということを、先生は研修医に伝えたかったようだ。

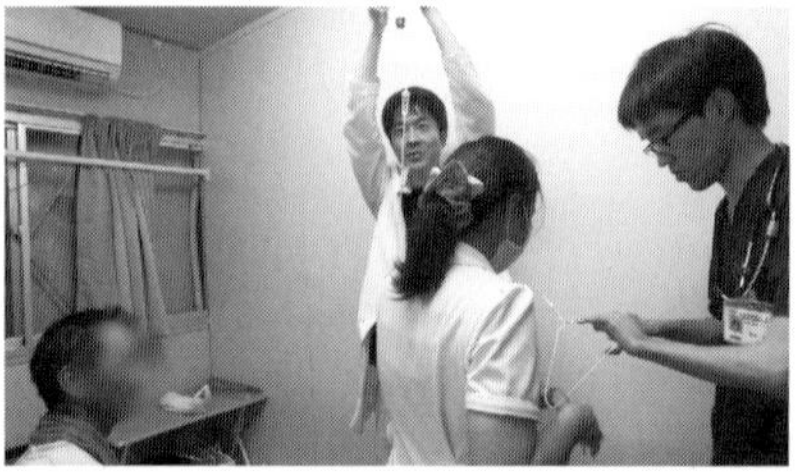

宿舎の部屋で点滴をセット

患者さんの安全を守ること

その日の診療時間が終わる間際、緊急の患者さんが受診した。前日から腹痛、嘔気、嘔吐、発熱。既往歴にクローン病の疑い。先生はエコー、CTを撮り入院治療が必要と判断した。しかしその時間では病院のある石垣島や那覇へ移動する手段がない。

よくよく話を聞くと、患者さんは自衛隊基地建設工事の作業員として九州から働きに来ていて、できれば自宅の近くの病院に入院したいという。診療所で一晩過ごしてもらうことも考えたが、それよりも工事現場

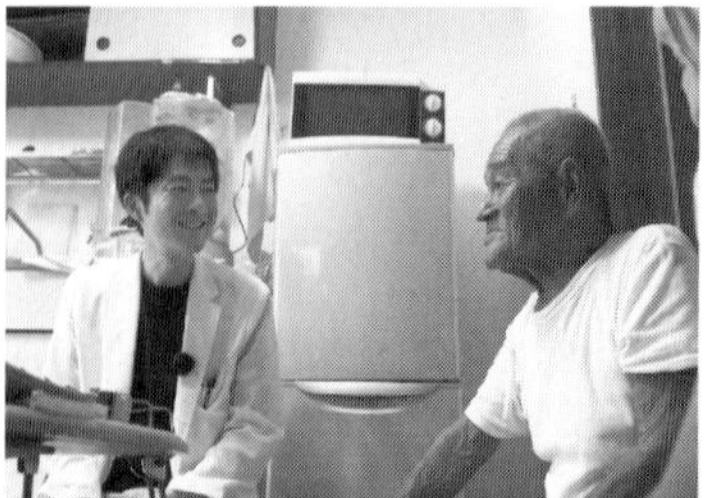

公営住宅にTさんを訪問

の宿舎の部屋で点滴をしながら休んでもらうほうがいい。夜中に二回、先生と研修医が点滴の薬剤の交換に行き、朝を迎えた。

糸数さんと研修医が診療所の緊急患者搬送車で空港まで送り、患者さんが職場の同僚に付き添われて飛行機に乗るのを見届けた。病院がない離島では、搬送できるまでの間、患者さんの安全を確保することが大事な仕事である。

島でこそ最先端の医療が生まれる

診療所を受診する患者さんの健康問題は内科系が五〇パーセント、外科・整形外科系が二〇パーセント、その他が三〇パーセント、時には歯科の相談にも応じる。

なかでも先生が力を入れているのは疼痛や痺れに対する治療である。患者さんに「どこか痛いところはないですか？」と聞くと一〇人に三人は「ある」と答える。それがよくなれば生活がずいぶん楽になるのではないか。

そこで取り入れたのがファシア（筋膜）リリース。まず腕を上げたり胸をはったり背筋を伸ばしてもらったりして全身を診察する。

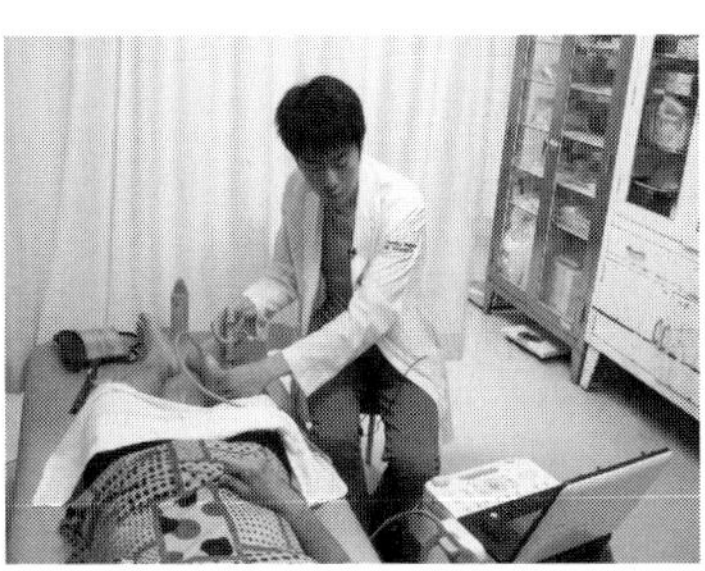

ファシアリリース

それから痛みがあるところをエコーで診ながら筋膜が乱れている部位に生理食塩水を注入する。一発で治るというものではないが、注射した途端に痛みが軽くなる人もいるし、続けるうちに保ちもよくなっていく。生理食塩水なので頻回に続けても体に悪くないという点も大切だ。注射をしたあとは、その人の生活や仕事からどうしてそこが痛むようになったのかを患者さんと一緒に探り、改善していく方法を相談する。この治療をするとその人の生活や歴史が見えてくるという。

実は取材した私も肩・腕の痛みに並木先生のファシアリリースを体験させてもらったが、注射を打って一時間くらいは肩や腕がズーンと重くなり、数時間後に気づくと痛みがなくなっていた。それから二週間、長年の痛みはどこへ？と快調が続いた。与那国島が近かったら通いたいほどだ。

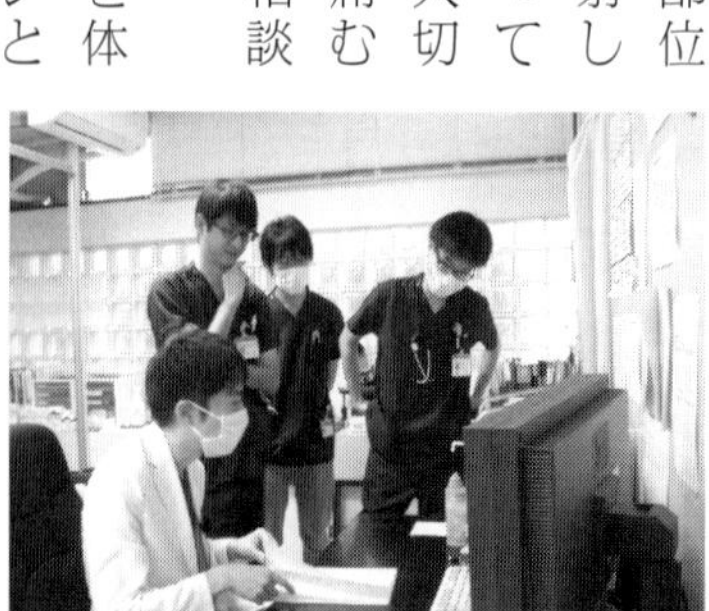

その他にも、眼球エコーや小児の副鼻腔炎へのエコー、K点ブロック注射、鼻出血へのアルギン酸塩の充填、Bスポット療法、五苓散パルス、神経因性膀胱への仙骨硬膜外注射等々、診療所でできることを試みている。こうした医療はこれまでも、歯を食いしばって頑張っているへき地から生まれてきた。限られた資源の中で医療を行うへき地からこそ最先端の医療が生まれると先生は考えている。

島が変わる

本島よりも一足早く夏を迎える八重山にそろそろ海のシーズンが到来する四月の半ば、再び与那国島を訪問した。

空港から町中へ向かう途中、数人の迷彩服を着た人たちとすれ違った。そうだ、三月二八日に陸上自衛隊の「与那国沿岸監視隊」が配備されたのだ。診療所にも顔見知りではない患者さんが受診するようになり、先生はやや緊張気味。自衛隊とともにいろいろな人が島にやってくるようになり、少しストレスを運んできたようだ。

そんな折、海で溺れた人がいて自衛隊の人たちが協力して救助にあたってくれた。それをきっかけに先生はふと考えた。「こんな救急車もない島にきて自衛隊の人も家族の人もきっと不安に思っていることだろう。少しずつ向き合って話し合って、何かを一緒にできればいいのではないか……」と。

そこで思いついたのが、これまでの講師が辞めたために今年度はなくなってしまったヨガ教室だ。自衛隊の家族の中に運動指導の経験がある人がいることを知り、ヨガ教室の講師をお願いすることにした。一時間の打合せの中で、ヨガだけでなくお茶を飲んでおしゃべりをしたり、手作りのお菓子や料理を持ち寄って集まってもいいのではないか等々、逆にいろいろな提案をもらうことができた。出かけるところの少ない島の人にとって、週一回集まれる場所は貴重だ。また自衛隊基地内の公園を一般開放してもらえるように協力していくことになり、実現すれば交流の場がさらに増える。

新しい風が入って、ストレスだけでなく経済効果だけでなく、島が少しずつ変わっていくときかも知れない。

地域での研修

先生が地域へ出て行くのは、診療所では分からない患者さんの「困っていること」を知るためである。例えば痛み、痺れで島の人はどのくらい困っているのか？　一〇人に三人が困っているという。その人たちにエコーで筋膜リリースをしたら腕が上がるようになった。しかしそれが重要なのではない。腕が上がることで洗濯物を高いところに干せるようになって気持ちよく乾くようになった。重要なのは実はそういうことである。医師としての前に島民として、生活を基盤とした医療が大事だと思っている。

診療所を受診する患者さんは「今、何とかしてほしい」ということしか話さない。ところが患者さんの生活はすぐに変わるものではないの

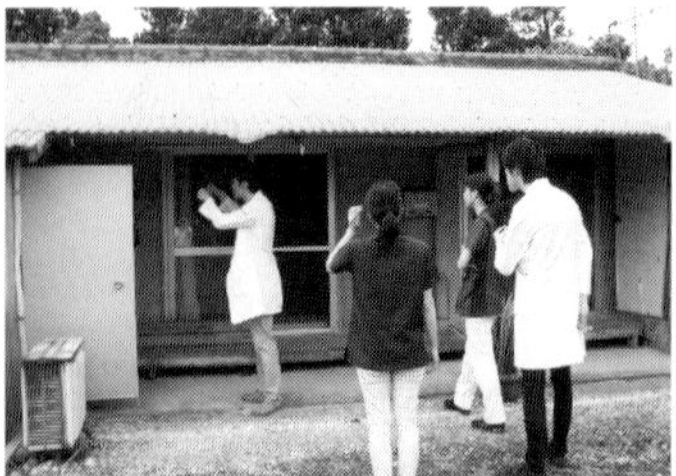

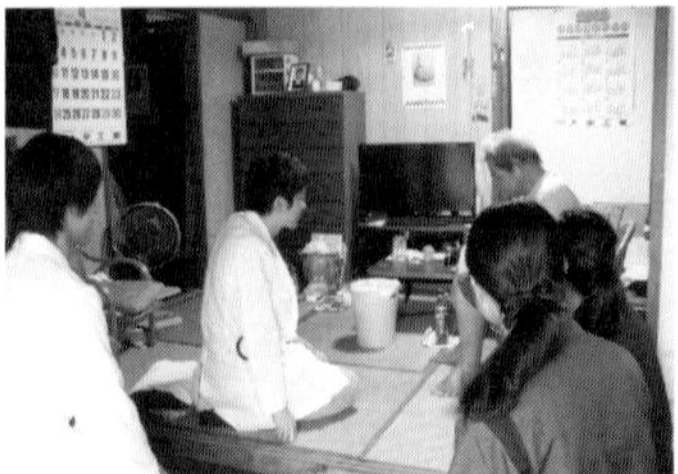

で、今よりも少し先まで考えなくてはいけない。今よりも少し先のことまでも考えられるようになるには、地域社会を知らなくては無理だ。だからこそ先生は、資源の少ないこんな小さな島の診療所で医師の教育を実践している。

研修医がもらった豊かなもの

さて、今回も診療所には研修医と学生が来ていた。芳寿記念病院の加畑先生、筑波大学の多久和さん、日本大学の花井さん。

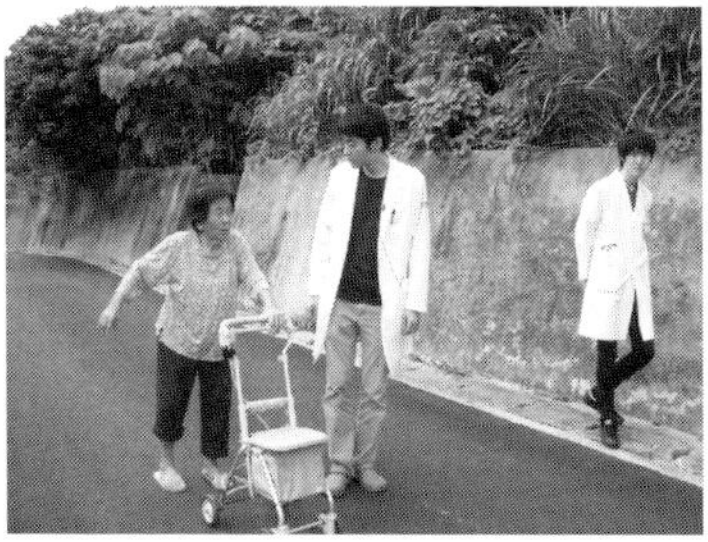

地域実習の最終日、三人は町のケアセンター「がんどう」で認知症をテーマにした勉強会と寸劇を行うことになった。利用者さんに言葉が分かるように待合室の患者さんに方言を教えてもらい、朝早くから台詞の練習をし、最後にみんなで歌う歌詞カードを用意した。

寸劇は大成功。ギターの伴奏で「上を向いて歩こう」の大合唱が終わると、利用者さんから三人に大きな拍手とともに「ありがとう」「楽しかったよ」「また来てね」の声が掛けられた。デイサービスに通う利用

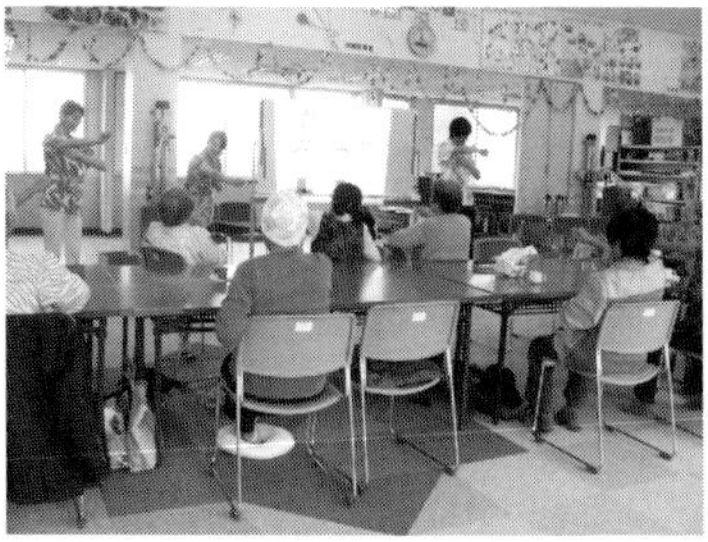

がんどうで認知症勉強会

者さんに元気になってもらうはずが、逆に大きな元気をもらったようだ。

住民と話をしてもらうだけで実習の目的が果たされる。地域とはそういうものだ。予防接種をしたおじいちゃん、おばあちゃんは研修医を家へ呼んでご飯を食べさせてくれて、三線を弾いてくれる。地域で実習することは、都会の病院では知ることのできない、医療の豊かさを知る機会でもある。

「地域と関われば関わるだけその地域で何でもできる医者になっていくように思う。だから自分は地域医療が好きで、その理想の形が離島かもしれない」と並木先生は思っている。

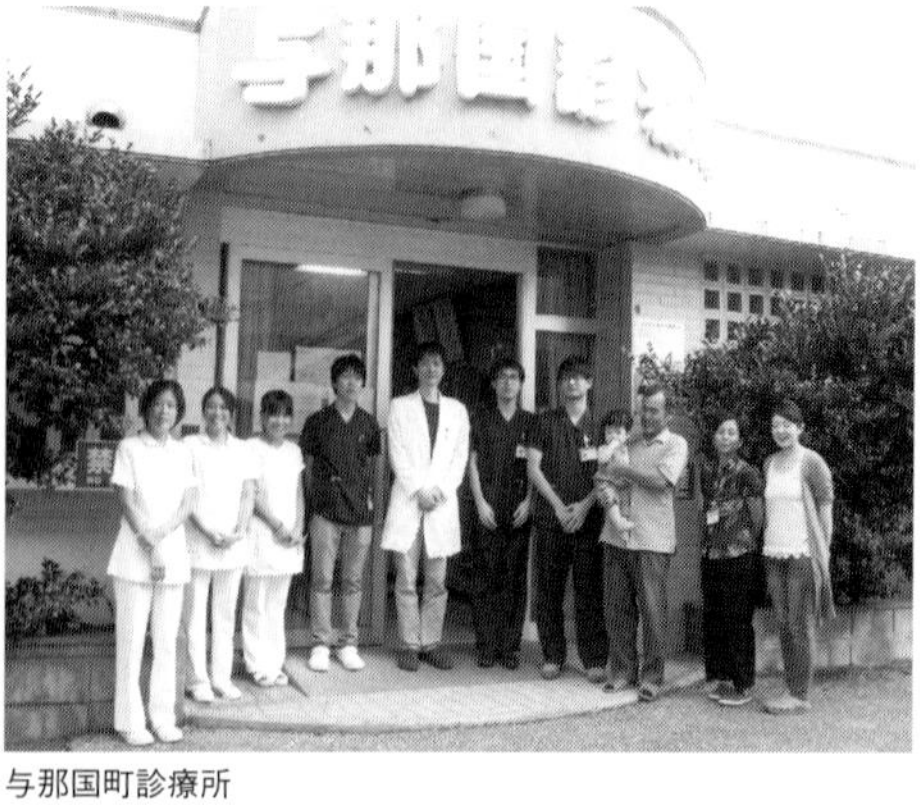

与那国町診療所

原点は地域

最後に、今後どんなことに取り組んでいこうと考えているか、並木先生に聞いてみた。

「私は、へき地・離島での総合診療を基軸に、住民活動を支援するメディカルサポート、多業種連携のキーワードとなる疼痛・ファシア・エコー、大衆化される医療機器が適切に住民へ使用されるためのシステム構築など、『近未来の離島医療、そして医療人の姿を見据えた活動』を行いたいと考えています。その中でも現在行っている三つの活動に触れたいと思います。

①〝地域での出会い〟が医学教育に豊かさをもたらしてくれる

地域での医学教育では出会いを求めて住民の元へ行くことが最善と考えています。地域での特別な出会いが、医療のあり方や住民主体の医療の重要さを想像させ、医療機関と住民生活にある間を埋めてくれるからです。

②社会貢献を目指す〝治療家〟

我々医療者は治療家です。命を優先した医療は不可欠ですが、目の前にある痛みや苦しみを取り除き生活に繋げること、その背景にある地域への貢献が重要です。新しい治療概念を創造するだけではなく、治療の地道さを忘れてはいけません。

③地域の未来のための医療〝人〟

近未来へ向かうテクノロジーの新しい流れは、医療に疾患管理からセルフメディケーションをサポートする役割をもたらし、医療や地域ケアの本質を問うようになると予想されます。私は、地域が新時代を迎えられるよう、共に近未来を作り、温かみのある人間性を発揮しながら地域に向き合っていきたいと考えています。

最後になりましたが、私の原点はやはり地域だと思っています。今後も、住民が主体となった協働を前提として、自らが地域に関わるだけではなく、地域に関わる者を間接的にサポートする、そんな地域の活動に取り組み続けたいと考えています」。

参考資料　1．与那国の歴史（池間栄三著）
2．よみがえるドゥナンー写真が語る与那国の歴史（米城　惠著）
3．ナツコ　沖縄密貿易の女王（奥野修司著）

（取材：メディカルサイエンス社　座間メグミ）

第二章

地域医療の現場から

日本海の風に吹かれて

和田吉生

「行ってきまーす!」
「はい、気をつけて。いってらっしゃい」

二〇一三年秋、道立羽幌《はぼろ》病院で新たな取り組みをまたひとつスタートさせた。訪問診療・巡回診療である。訪問診療は、病状が重篤だったり身体的理由などで通院が困難な患者さんを対象に、医師・看護師が直接各家庭に赴いて行う診療である。また巡回診療は、病院から遠い地区に住む住民を対象に、各地区の集会所などをお借りし、そこに地域の患者さんたちに集まってもらって行う診療である。どちらも高齢化が著しい地域のニーズを感じ取って始めた試みであった。

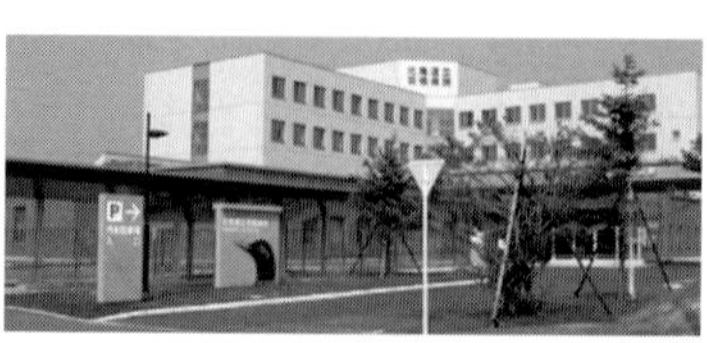

道立羽幌病院全景

患者さんと病院との関係は?

羽幌町は、北海道の北西部に位置する日本海に面した自然豊かな町。二五キロメートルほど沖には天売《てうり》島、焼尻《やぎしり》島という二つの小島があり、夏にはこの風光明媚な夫婦島を訪れる観光客も多い。一方で冬は長く厳しい。日本海からの吹きっさらしでほんの数メートル前が見えなくなるような猛吹雪もしばしば起きる。羽幌町は、昭和四〇年頃までは良質な石炭を産出する炭鉱で栄えた鉱山の町だったが、現在は漁業や農業がメイン。最盛期は三万人以上いた人口も今では八千人を割り込んでおり、高齢化率はおよそ四割と、典型的な「日本の過疎地」の様相を呈している。

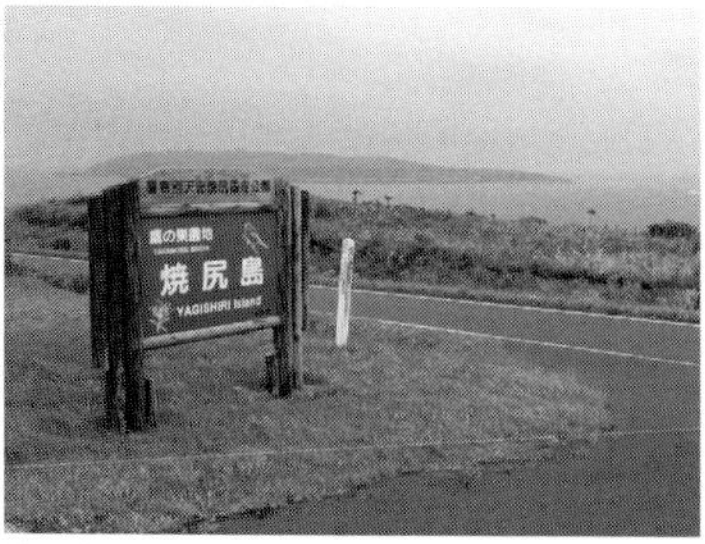

焼尻島からのぞむ天売島

二〇一三年四月、僕が道立羽幌病院に赴任した際、四人いた内科医が全員入れ替えとなった。それまでも自治医大卒業生が中心となって支えてきた病院ではあったが、内科医が総入れ替えとなり、新たに二九期の佐々尾航先生、三二期の田中宏典先生、僕と同期の三三期 黒田健先生とともに四人で内科全般を切り盛りしていくこととなった。

赴任当初はいろいろなことに戸惑う日々だった。いわゆる「この地域のやり方・習わし」を知り、慣れる必要があった。この病院が、地域の人々からどういう眼で見られ、何を求められているのかを把握する必要があった。

「どうせ先生もすぐにいなくなるんだべぇ？」

「札幌の専門病院を紹介してくれ。ここでは検査しなくていいから」

天塩《てしお》町から苫前《とままえ》町に至る北留萌《るもい》管内の二次医療を担うセンター病院、という位置付けの当院ではあったが、お産や全身麻酔の手術はできず、各科の専門医もいない厳しい状況であった。医療圏の救急車は全て受け入れる急性期病院という看板を掲げていても、内実は卒後十年にも満たない医師たちが、お互い支え合いながら何とか乗り切っている、そんな心もとない状況であった。患者さんの中には、そういった内情を察知してか、当院での精査を拒否しすぐに専門病院への紹介を求める人や、あからさまに冷めた態度をとる人もいないわけではなかった。

僕たちはまず、この「ボタンの掛け違い」を何とかする必要があると考えた。地域の基幹病院・急性期病院という立ち位置を守りながらも、少しでも多く地域のニーズに見合う取り組みを行うことはできないか。当然、常勤の専門医を揃えることはできないし、麻酔科医や産科医を確保してお産や全身麻酔の手術を再開するなんてことは夢物語である。急性期医療志向からは少し距離をおいて、僕たち内科医にも提供できる地域のニーズは何か、みんなでアイディアを出し合った。そうした

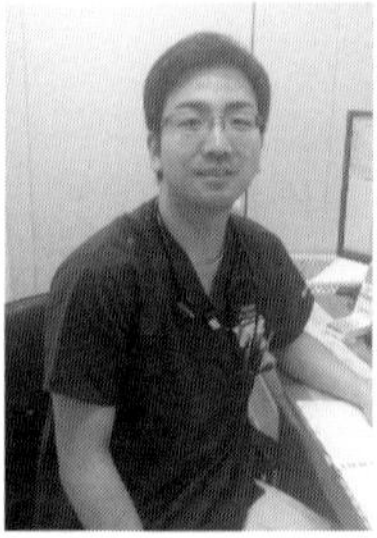
筆者

中で始めた取り組みのひとつが、冒頭の巡回診療・訪問診療だった。

巡回・訪問診療スタート

巡回診療は、羽幌町と苫前町の計六ヵ所で行い、巡回診療の帰りに訪問診療を組み合わせて行う形でスタートさせた。巡回診療を希望する患者さんは、地区によって多少の違いはあったものの、おおむね五～十人程度が集まった。訪問診療は、開始当初はほんの二、三人であったが、告知や口コミにより徐々に拡大し、最終的には十人以上の患者さんが希望するまでになった。訪問診療は、あらかじめ決められた時間にのみご自宅を訪問する形式であり、患者さんが必要とする時に呼ばれて対応する「往診」とは厳密には異なる。緊急時には結局、病院を受診していただくほかないのが歯がゆいところではあったが、当院の体制上は仕方なかった。それでも、当院への定期通院が困難な身体の不自由な患者さんやそのご家族にとっては、大変有意義な取り組みとして受け入れられた。

始めてみて分かったことだが、訪問診療は、単に通院の苦労や手間から患者さんとそのご家族が解放されるだけでなく、プラスアルファの効果があることを実感した。心不全や肺炎で臨時入院を繰り返していたお

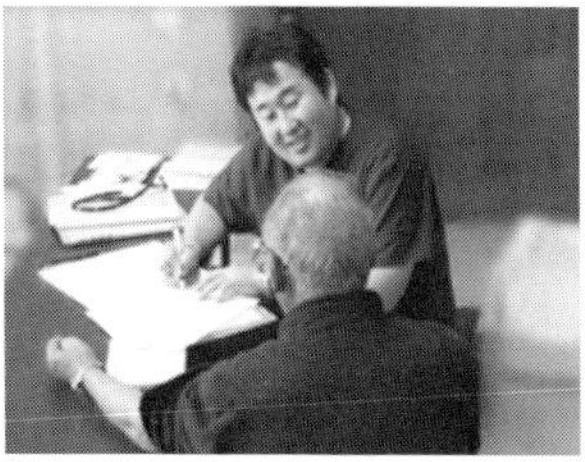

佐々尾 航先生の巡回診療

ばあちゃんの病状が安定し、緊急の受診や入院がめっきり減ったのだ。

「こんにちはー！○○さん、お邪魔しまーす」

「いや〜せんせ〜い、また来たの〜？」

「また来ちゃいました。調子はいかがでしたか？」

「せんせいの言いつけ、ちゃんと守ってたよぉ」

「先生が毎月家に来てくださるので、母も張り切っているみたいで（笑）」

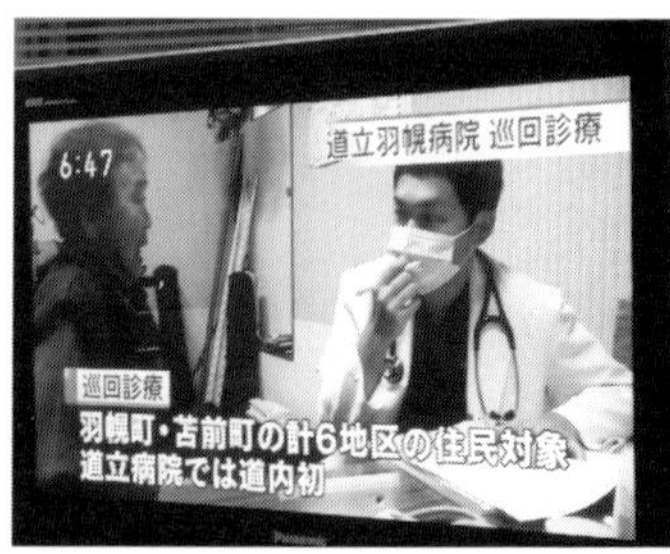
道立羽幌病院 巡回診療
6:47
巡回診療
羽幌町・苫前町の計6地区の住民対象
道立病院では道内初
巡回診療の取り組みはテレビでも報じられた（登場したのは黒田健先生）

ご家族は自宅への訪問診療が患者さんの安心につながっていると言ってくださったが、僕たちにとっても、薬がきちんと飲めているかどうか、水分や食事（塩分など）が適切に摂れているかどうかなど、患者さんの日々の生活状況を自分の眼で確認できることは大変有意義であった。きちんと状況を把握することで、適切なアドバイスができるようになり、結果として病状の安定につながった。自分たちにできることは何かと暗中模索の中で始めた取り組みが、想像以上に実を結んだことは率直に嬉しかった。

さまざまな取り組み

このほかにも僕たちはさまざまな取り組みを始めた。ご家族の介護疲れ・燃え尽きを防ごうと、介護家族支援短期入院（レスパイト入院）の受け入れを始めた。これは、介護しているご家族の病気や事故、あるいは冠婚葬祭などの社会的事情で、患者さんの自宅介護が一時的に困難になった場合や、ご家族が介護の負担を一時的にでも軽減したいと望んだ場合に、患者さんをあらかじめ決められた一定期間受け入れることで、ご家族にリフレッシュしていただこうという取り組みだ。介護施設のショートステイと類似の制度ではあるが、介護度の高い患者さんを自宅で看ているご家族からは非常に好評であった。

また、地域の人たちに少しでも親しみを持ってもらうために、ブログ（北海道立羽幌病院ブログ：http://blog.livedoor.jp/haborohp/）や町の広報誌などを通じて病院の広報活動も行った。病気の理解を深め予防に役立てていただこうと、地域の人々に向けた出前講座も精力的に行った。地域の小学生や中学生に対して、医療に関する仕事に興味を持ってもらうために、病院主催のキッズセミナーを開催したりもした。セミナーに使える設備や資材は限られてはいたが、看護師、薬剤師、理学療法士、栄養士、病院事務スタッフ、さらには地元の消防局にもお手伝いいただき、みんなでアイディアを出し合って準備した。キッズセミナー当日は、こちらの予想をはるかに上回る四十人以上が参加する大変な盛況ぶりであった。初めて見たり触ったりする医療機器を前にして、キラキラ目を輝かせる子どもたち。この中から一人でも、将来地元の医療機関で働く子が出るといいなぁ、そんな夢を抱かずにはいられなかった。

こういった活動は当然全てボランティアなのだが、外来診療の時などに「こないだのブログみたよ」とか「先日の出前講座よく分かりました！」などと言っていただけることもあり、こちらとしてはとても励みになった。また、日々の診療における患者さんとのコミュニケーションを円滑にするのにも一役買った。何より、医師としてまだまだ修行途中にある経験年数の浅い僕たちにとって、自分たちで考えたことがすぐに形となって動き出すという経験は、非常に大きなやりがいとなった。これこそが地域医療の大きな魅力の一つであると思う。都市部の規模の大きな病院ではなかなかこうはいかない。

地域医療の豊かさを感じて

僕たちは、地域の医療ニーズを考えながら、たくさんの新しい取り組みを試みた。中には実際には始められなかったものもあるし、始めたが

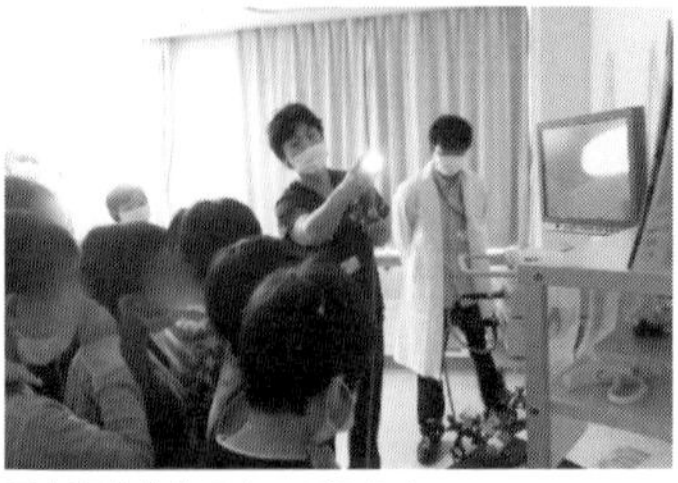

田中宏典先生のキッズセミナー

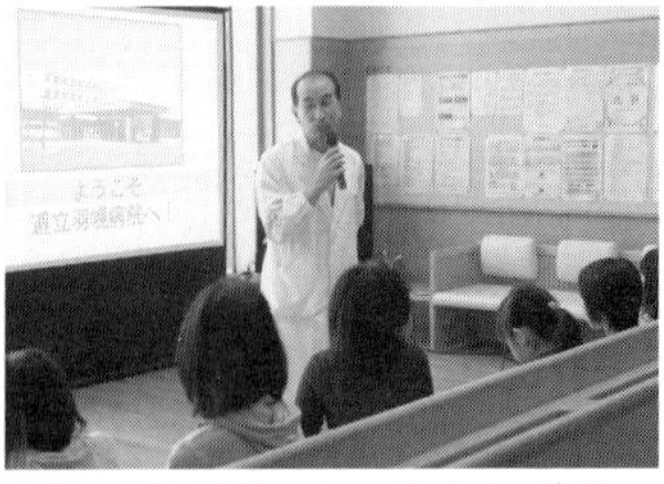

奥 雅志院長（当時）のキッズセミナー挨拶

うまくいかなかったものもある。自分たちで提案して始めたことだから、当然その結果の責任は自分たちが取らないといけない。時には大幅に方針修正をしたり、計画を中止しないといけなかったりしたこともあった。でもそれら全てが「楽しい」経験であり、医師としてかけがえのない財産となった。自由に考えたことを話し合い、実現可能性を考え実行し、その結果が自分たちの目の前に形として現れる。根底には、地域のため患者さんのため、という信念がある。そして何より、そういう思いで自分たちの考えたことを、実現に向けサポートしてくださったり、温かい目で見守ってくださる人たちがたくさんいた。これほど幸せなことはない。

同年代の周りの医師たちからは、「地域医療なんて大変だね」と言われることがある。きっと彼らの地域医療のイメージは、大した設備もないところで自分独りで問題を抱え込み解決しないといけない、そんな息苦しいものなのだろう。思いやりを持って考え行動すれば、こんなにも多くのことが実現可能で、人の温かさを感じられる場所はほかにないのに。

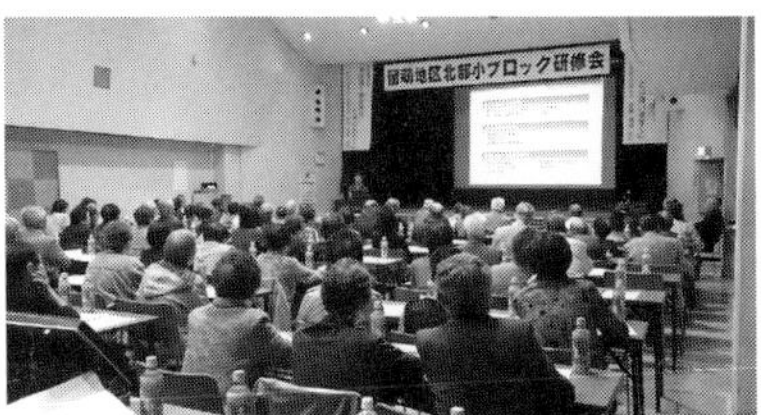

この出前講座には80人が参加

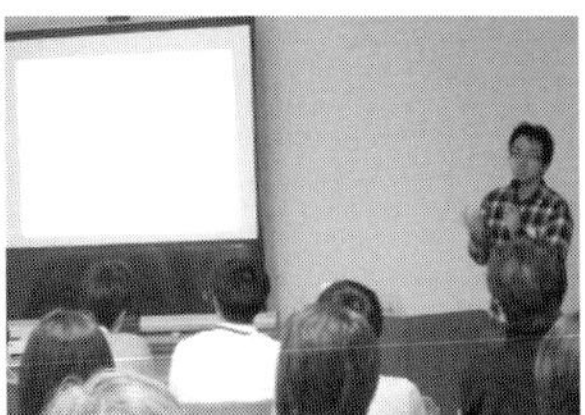
筆者が特老で行った出前講座

「せんせい、いなくなっちゃうんだって？　また帰ってきてね」

僕が羽幌を離れる前の最後の訪問診療で、涙を流して別れを惜しんでくださった患者さんとご家族がいた。二年間というほんの短い時間ではあったが、地域のためにと考え行ってきた取り組みが、間違いではなかったと思えた瞬間だった。

（北海道　市立札幌病院　腎臓移植外科）

家族を診られる、看取れる、信頼される病院へ

岩村　暢寿

本州最北端にあるマグロの町

私が勤務する国民健康保険大間病院は本州最北端の青森県大間町にあります。大間町といえば『マグロ』で有名な町です。当院が診療に当たる地域は、大間町の約五千七百人、佐井村の約二千二百人、風間浦村の約二千二百人で、合わせて約一万人、面積二一五六・六九平方キロメートルで下北北通りと呼ばれています。現在は過疎化が進み、高齢化率は三〇パーセントを超え、年々人口も減少しています。この地域は海と山に囲まれ、豊かな自然に溢れ、川釣り、海釣り、山菜採りなどが楽しめます。地域で働く上では、仕事以外でも楽しく暮らせることが地域医療の醍醐味だと思います。

医療統廃合の歴史

もともと大間町に一つの病院、佐井村、風間浦村にはいくつかの診療所がありました。平

成二〇年四月、下北北通りの三ヵ町村の医療は当院に統合されました。医療統廃合に至った経緯は、青森県の医師不足、財政難、医療施設・器具の老朽化、看護師の高齢化などの問題を解決するためでした。限られた医療資源をうまく利用して、地域の医療を守っていくことは大切です。自分の町、村から診療所・病院が消えることは不便で大問題だとは思いますが、医療統廃合は医療の縮小ではなく、医療の安定化や新たな可能性につながると考えます。

二四時間三六五日継続して医療を提供する

医療統廃合により、二四時間三六五日途切れることなく医療を提供できるようになりました。一人診療所で急患や救急車に二四時間三六五日対応し続けることは大変ですが、何人かでチームをつくった病院なら無理なく対応ができます。使命感に燃える医師であっても、一人での昼夜連続勤務の繰り返しでは心も身体も持ちません。しかし、日本の医療はそのような勤務体制によって守られているのも事実です。ボランティア精神、自己犠牲で守っていくような医療体制は、患者さんにとっても医師にとっても幸せではありません。一人の頼れる医師が、二四時間三六五日その地域を守ることを否定しているわけではありませんが、医師が病気になった時、何かの理由でその場を去る時、その地域の医療が途切れるおそれがあります。これからの地域医療は、点で支えるのではなくチームを作って無理なく医療を継続することを考えなければいけません。患者だけでなく医師も高齢化を迎えており、若い医師の力に頼らなければいけない時代を迎えます。若い医師の力をうまく利用していくためにはチーム医療が大切です。一人診療所であれば経験を積んだベテラン医師が必要ですが、病院に医師を集約して必要に応じて近隣の診療所を巡回する形を取れば、ベテラン医師だけでなく研修医も貴重な戦力となります。若い先生を教育し、お互いに研鑽を積みながら協力して地域医療を守っていく姿が未来の姿だと思います。チーム全員で主治医となり、子どもから高齢者まで幅広い視点で診ていくことが必要です。五分で行ける診療所があるより、十分かかっても入院できる病院がある地域の方が安心して暮らせる地域ではないでしょうか。

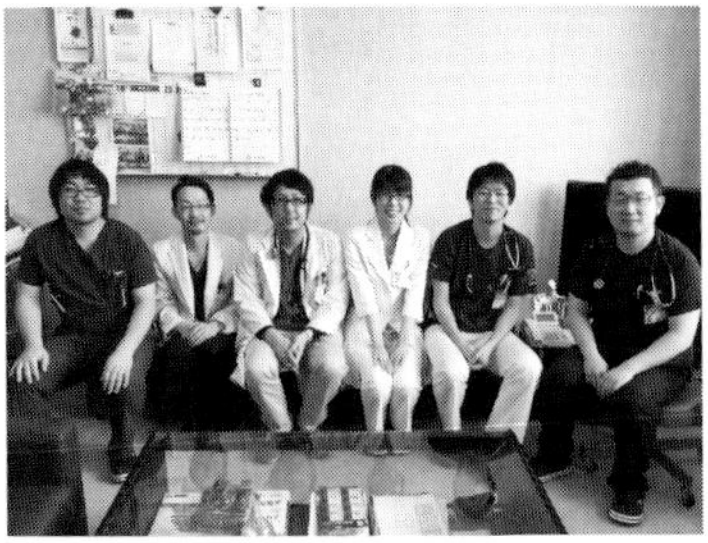
平均31歳の医師チーム

在宅看取りの開始

下北北通りでは後期高齢者は増え続け、すでに二〇二五年問題に直面しています。歩ける元気な九十歳もたくさんいますが、独居老人や老々介護の家庭もたくさんあります。病院に通院できない患者には訪問診療が不可欠です。地域で働いていると病気を治すだけの医療ではなく、患者さんの最期に寄り添う医療の必要性を感じます。現在は病院で亡くなる方が多い時代ですが、数十年前までは自宅で亡くなる方が多い時代でした。住み慣れた自宅で、家族に見守られながら最期を迎えることが当たり前だったのです。当院が在宅看取りを始めたのは、患者さんと家族から自宅で看取ってくれないかと相談されたことがきっかけでした。医師複数体制のお陰で、平成二七年から医師個人の負担も少なく、通常の診療に影響が少ない体制で在宅看取りを始め、一年で十五名の方を自宅で看取ることができました。家族に余裕がなければ在宅看取りは困難で、在宅看取りに対して賛否両論はあります。しかし、自宅で家族に囲まれながら最期を迎える機会に立ち会えることは医師として生命の尊さや家族の絆を考える貴重な機会だと思います。

総合診療医マインド

平成二九年より新たな専門医制度が開始され、『地域を支える診療所や病院で、他の領域別専門医、一般の医師、歯科医師、医療や健康に関わるその他の職種などと連携し、地域の医療、介護、保健などさまざまな分野でリーダーシップを発揮しつつ、多様な医療サービスを包括的かつ柔軟に提供する医師』として総合診療専門医が加わります。限られた医療資源しかない地域で働いていた医師にとっては当たり前の姿です。日本は患者さんも過度な臓器別専門医志向で、地域で働く医師に対して十分な理解や評価がされていませんでした。専門医制度として総合診療医ができることは、今までの活動が評価されることになります。総合診療医のスキルを持つことは地域においては最低限の努めで、消化器内科、循環器内科、整形外科、小児科、救急科など頻度の多い疾患にも対応できるようでなければ十分ではありません。私は勝手に総合診療医マインドをもった放射線科系総合診療医になることを夢見ています。

心疾患、脳血管疾患、癌死を減らすために

この地での勤務は、まもなく通算六年になります。以前勤務していた先輩からは何でも経験できる症例豊富な地域と聞いていました。青森県は平均寿命が全国最下位で、県を挙げて『短命県返上』に取り組んでいます。全国平均では、大動脈解離の発症率は年間十万人に対して三人前後ですが、当院では人口が約一万人に対して年間五人も発症する年がありました。もちろん急性心筋梗塞、クモ膜下出血など心疾患、脳血管疾患も多くみられます。症例が豊富なのではなく、発症を防ぐことが十分できていないのだと感じました。これらの発症を減らすには、禁煙・減塩を勧め、高血圧症、糖尿病、脂質異常症などの生活習慣病の治療が大切です。しかし自覚症状のない生活習慣病の治療継続は難しく、自己中断する患者がたくさんいます。私はそんな患者が大動脈解離で運ばれてくる姿は見たくありません。自己中断をさ

せず、患者の生活リズム、患者の病気に対する解釈などを理解しながら根気よく向き合っていくしかないと思います。若い頃はそれができず患者と喧嘩して、患者が通院しなくなってしまった痛い思い出が今となっては恥ずかしい話です。

未来の宝―子どもを守るために

当院は、大人や高齢者ばかりではなく子どもも診ています。子どものワクチン接種も大切な活動です。以前に比べ定期ワクチンは、種類が増え、回数も非常に多くスケジュールを把握するのは難しくなっています。定期接種ワクチンを行うのは、頻度が多い疾患、重症化する疾患、後遺症を残すおそれがある疾患を防ぐためです。保健師と協力し、集団・地域を守るために当院は集団接種で接種漏れがないように保護者の方をサポートしています。風邪などで接種ができなかった場合は、スケジュールを組み直し、個人に再度通知するようにしています。インフルエンザワクチンは任意接種ですが、集団を守るために小中学校は行政と協力し集団接種を推奨し、接種率八〇パーセント以上を達成することで他地域より感染の拡大を抑えています。未来の宝である子どもを守るためには、医療だけでなく地域みんなで取り組む必要があります。

『熊』にも負けず、『クモ』にも負けず

この地域での勤務も長くなり、多くの人との出会いと別れがありました。その中で印象に残っている患者さんについて少し話してみたいと思います。現在八七歳の女性、糖尿病、脂質異常症、高血圧、認知症で通院されている患者で、私が当院に勤務した時からの付き合いです。一回目初めは、家の裏で山菜を採っていた時に熊にやられたという顔の傷に驚きました。一回目の九死に一生を得る出来事です。この地域では熊・猿・カモシカが現れますが、熊には遭遇したくありません。認知症はありますが口がたつので、娘さんと冗談を言いながら一緒に通院されていました。私は平成二五年に、脳血管内治療や画像診断の勉強のために当院を一度離れました。当時は、また当院へ戻ってくることはないと思っていたので、「今度会うときは、クモ膜下出血になって倒れた時でしょうね」と冗談を言ってお別れしました。それが現実のものになり、私の上司とともに脳動脈瘤塞栓術を行うことになってしまいましたが無事に退院されました。二回目の九死に一生を得る出来事です。その後、私は当院へ戻り、現在は嬉しい再会をして外来で診ています。『熊』外傷にも負けず、『クモ』膜下出血に負けず元気です。でも変な約束はしないほうがよいと反省しています。

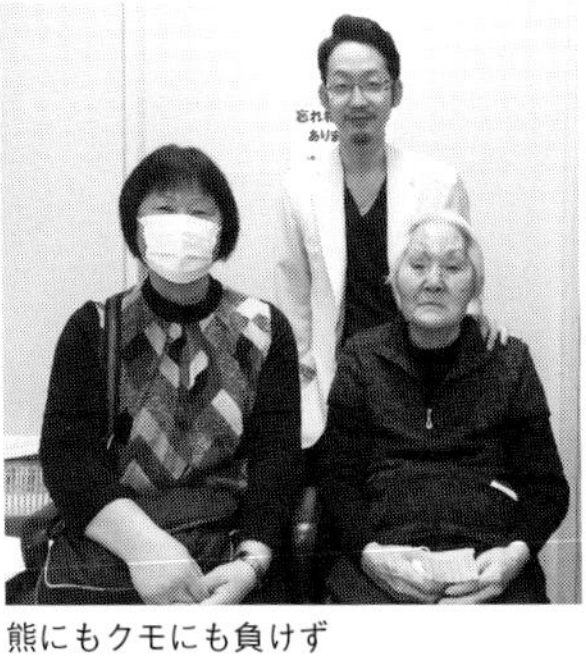

熊にもクモにも負けず

大間の超有名人との出会いと別れ

大間ではブルーマリンフェスティバルという夏祭りがあります。平成二二年のこの日の朝、六九歳の男性が自転車に乗っている最中に前胸部痛が出現したと受診されました。心電図は正常、心エコーでも心臓の動きは正常でした。しかし、低血圧で顔色も悪く、冷汗もあり、何かないはずはありませんでした。念のため大動脈もエコーで確認したところ大動脈解離を認めました。急いでドクターヘリを呼んで、手術できる病院へ搬送するため準備をすすめました。診察室の外が騒がしいと外へ出てみると大間町長をはじめたくさんの人が駆けつけていました。この時、私はこの大間の超有名人を知りませんでした。大間マグロのブランド化を成功させた組合長だったのです。手術は成功し、大間に戻って大好きなお酒も飲めるくらい元気になっていました。手術してから二年を過ぎたある日、食欲低下があり念のために胃カメラをしたところ、食道癌が見つかりました。大動脈解離の手術をしていなければ、手術ができる早期発見でしたが放射線化学療法となりました。一度は根治しましたが、その後再発・転移がみられ、緩和ケアのために当院に戻ってきました。自宅に戻りたいとの希望であったので準備を整え十二月二六日に退院されました。正月は楽しめると思っていましたが、予想に反し十二月二七日に最期を迎えてしまいました。私はたった一日の夢を叶えてあげられたのでしょうか。患者に医師は育てられると言われますが、この方との出会いはまさに私の医者人生の中で忘れられない出会いです。

家族を診られる、看取れる、信頼される病院へ

早いものでこの原稿を書いている現在、大間病院に勤務して六年目を迎えようとしています。医師としては九年目で、私の医師人生の大半は大間病院で培われたといっても過言ではありません。大きな病院で研修をしても医師としての本当の魂は得ることはできないと思います。医学の知識やスキル向上はもちろん最先端の治療を行っている病院にいるほうが良いでしょう。しかし、地域医療こそ医療の原点を見つめることができる場だと思います。患者の人生を感じながら生死と向き合うこと、患者さん本人が満足できる最期、家族も満足できる最期に少しでも協力できればと思います。

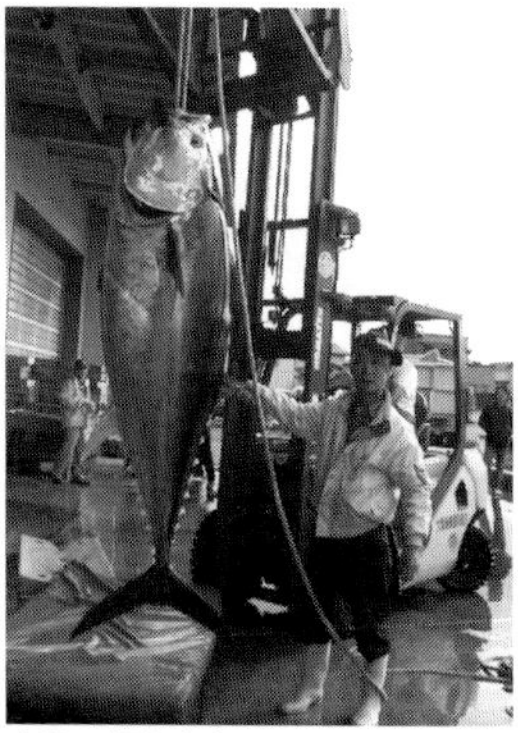
大間の超有名人

最後に、家族を診られる、看取れる、信頼される病院を目指してこれからも努力していきます。

（青森県　国民健康保険大間病院）

子どもたちのよろず屋さん

渡部真裕

南会津にこらっせ！

　春は桜に夏は田島祇園祭、秋は紅葉・そば祭り、冬はスキーと四季折々のイベントが盛りだくさん、そしてなんと言っても日本酒が日本一うまい町（個人的に）。周囲には江戸の宿場町情緒を残す大内宿、季節の美しい花々が一面に広がる尾瀬を擁し、自然と歴史あふれる町、南会津。人もあたたかく、人情あふれる土地柄です。皆さん、ぜひ一度南会津にこらっせ！と町の観光課の宣伝みたいになってしまいましたが、私は現在、福島県南西部に位置する南会津町にある福島県立南会津病院で小児科医として勤務しています。南会津地方は山間部が多く日本有数の豪雪地帯であり、神奈川県に匹敵する広大な面積に約二万七千人が暮らしています。そのうち年少人口（〇～十四歳）は約三千五百人と少子高齢化の進んでいる地域でもあります。当院は南会津医療圏で唯一の二次医療機

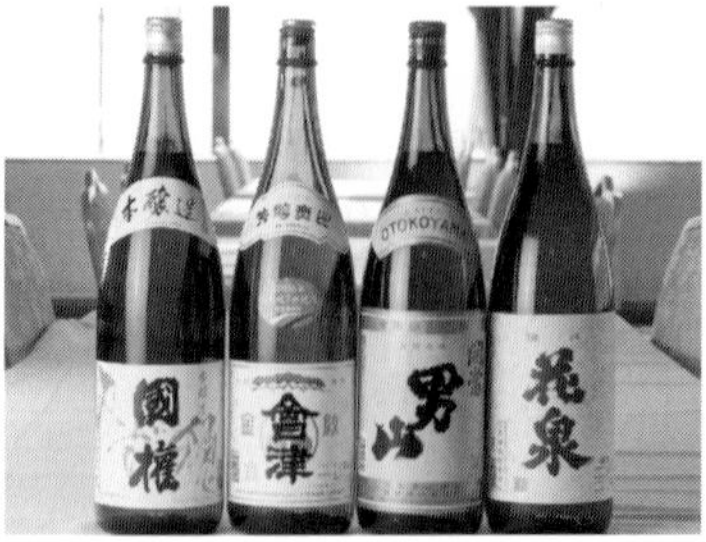

南会津の日本酒

関であり、小児の入院ができる唯一の病院です。

医師としての原点

私は子どものころ体が弱く、よく体調を崩し、物心ついた時から医者に通うことが日課だった。中耳炎、副鼻腔炎、扁桃炎など、事あるたびに医者通いをしていた。周りの誰よりも早く流行の感染症にかかってしまう親泣かせの子どもだったようだ。病院までは遠く、祖父母とバスに乗って通っていた。診察や帰りのバス時間までの待ち時間には誰かが遊び相手になってくれ、お菓子をもらい、病院の中を探索したりと幼い僕にとって、病院通いは遊びに行く感覚で楽しかったイメージしかない。先生も僕を愛称で呼び、何でも診てくれて話にのってくれる優しい先生だった。南会津に小児科医で赴任し小児科を立ち上げる時にまず思い浮かべたのが、この幼心の記憶にあるかかりつけの病院だった。困っていれば可能な限り断らず診察し、「楽しい」とまではいかなくてもなるべく病院が嫌いにならないような診察室にすること、そして地域や家庭環境に応じた医療を提供することだった。

子どもたちのよろず屋さんをめざして ―子どもたちの総合医として―

二〇一二年に赴任した当初より、まず子どものことで困っていることがあれば可能な限り診察をすることを心掛けた。南会津は専門科のある大きな町までは遠く、また当院も診療科によっては常勤医がいないのが現状である。さらに、症状によってはどの診療科を受診したらいいか分からないこともあり、とりあえず子どもで困ったことがあれば診察するようにした。「体にぼつぼつができた」「目がかゆい」「耳が痛い」など皮膚科、眼科、耳鼻科などのよくある疾患もあれば、時には「同級生がちょっかいを出してきて困る」「部活がしんどい」「医者になるにはどうすればいいか」「うちの子どもはあたまが悪いのではないか」「同居している義理の母親が病院に早く連れて行けとうるさい」など友人関係、部活や進路相談、思春期特有の悩み、母親の子育ての悩みから姑や夫の悩みなど。小児科外来か人生相談所なのか分からないようなことも時にある。当然自分が診てよく分からないもの、緊急性の高いものは専門の病院に紹介しているが、自分で対処可能なものは治療をする「よろず屋さん」を目指した。

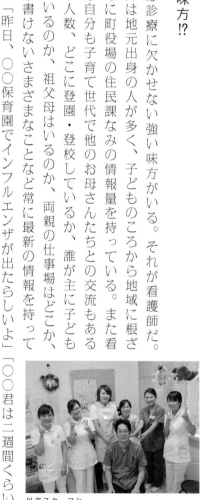

診察の強い味方!?

診察室には診療に欠かせない強い味方がいる。それが看護師だ。当院の看護師は地元出身の人が多く、子どものころから地域に根ざしているために町役場の住民課なみの情報量を持っている。また看護師の中には自分も子育て世代で他のお母さんたちとの交流もあるため、兄弟の人数、どこに登園・登校しているか、誰が主に子どもの面倒を見ているのか、祖父母はいるのか、両親の仕事場はどこか、またここでは書けないさまざまなことなど常に最新の情報を持っている。例えば「昨日、〇〇保育園でインフルエンザが出たらしいよ」「〇〇君は二週間くらい前に水痘になった〇〇ちゃんの弟だよ」などと診察の前に教えてくれる情報は、時に正確な診断に直結することもある。また、入院治療を決定する際も「このうちは両親が共働きだからなかなか入院が難しいかも」「この家は最近子どもが生まれたばかりだからお母さんが入院でつき添うのは難しいよ」といった情報が今後の治療方針を決定する際に重要になる場面もある。そのほか、診察が忙しく説明が十分にできなかったところを診察後に補ってくれたり、待合室を季節に合ったイラストでデコレーションしてくれたり、包帯を固定するテープにアニメのキャラクターを描いてくれたりと、診療の強い味方である。このような相棒に機嫌よ

外来スタッフと

く仕事してもらうために、定期的に飲み会を企画し、貢物をしたりするのも小児科医としての大切な役割である。

地域を知る

私は診察する前に可能な限り患者さんの居住地をチェックするようにしている。これは私の治療方針を左右する重要な情報である。

二〇一一年に起きた東日本大震災以前に私は福島県の南相馬市にある病院に診療応援に行っていた。南相馬市は福島県の北東に位置する太平洋に面した福島県の浜通りに位置し、震災後の津波や原発事故の影響で一部が避難生活を余儀なくされ、現在も復興に向けて頑張っている町である。余談ではあるが福島県は面積が広く西部の会津地方、中央部の中通り、東側の太平洋に面した浜通りに分けられ、それぞれ文化や風土も異なる県である。恥ずかしいことに私は会津地方出身であったこともあり、同じ県でありながら浜通りの土地勘が全くなく、南相馬市は診療応援に行くまでは一度も行ったことがない土地であった。ある日、南相馬市で診察している時、胃腸炎で重度の脱水症になった患者さんを診察したことがあった。入院は必要そうだが、入院が可能な病院はさらに北に車で一時間程度離れていた。お母さんに入院を勧めたが、聞くと病院から車で南に約一時間離れた町から受診しており、入院するのは難しいとの返事だった。入院したら、一度家に戻って入院の準備をして、残った家事をこなし、入院先の病院に戻ったら少なくとも四時間くらいかかると……。結果、ぎりぎりの時間まで点滴をして帰宅されたが、後日受診していた患者さんの町を自分が車で訪れた時、そのお母さんの言っている意味が初めて分かった。

同様のことが会津地方でもある。ある冬の日、夜間に車で片道三時間近くかけて総合病院の救急外来を受診した胃腸炎のお子さんがいた。幸い点滴をしたら吐き気も治まり、帰宅できるまでに症状は改善したが、もう時間は真夜中すぎに。外は猛吹雪で、運転すること自体が命がけで、まして病気の子どもを車に乗せてこの寒い最中に帰ったらかえって具合が悪くなってしまうのではないかという状況……。「朝までもう少し様子を見させてください。明るくなるまで点滴しましょう」。この時はこれがベストだと私は判断した。広大な福島県では気候や住んでいるところによっては新幹線で東京‐大阪間くらいの時間をかけて病院を受診する人がいるのが現実だ。同じ疾患や同じ重症度の患者さんでもできる限りその地域特性や家庭環境に配慮した診療が必要ではないかと日々感じている。

保健活動の重要性

生活していて病気にかからないことが一番いいのは論を待たないと思う。自分の子どもが病気になって苦しんでいるのを喜ぶ親は一人もいないだろう。診察をしていて多く聞かれるのは「どうやったら感染症にかからないか」「どのタイミングで子どもを登園させたらよいか」、そして保育士さんからは「感染症が流行しないようにどのような対策を講じたらよいのか」という問いである。そこで、郡内の各保育施設で年一回、保育士や保護者を対象に保育医療相談会を企画し、感染症の標準予防策から手洗いや吐物処理の実技指導などを行うようにしている。最近は、けがの初期対応や子どもの心肺蘇生法、アレルギー疾患など各施設の要望に応じて感染対策以外の内容も扱うようにしているが、保育施設の方々や保護者が今、何に困っているか、何が知りたいか、地域のニーズを知ることができる貴重な体験になっている。また「どのくらいの症状であれば病院を受診させたらいいのか」「子どもが病気の時、うちでどのようなホームケアができるか」というのもお母さんたちの大きな悩みだ。南会津地域は前述の通り神奈川県の面積に匹敵する広さがあるため地理的に容易に病院を受診できないこともある。このような要望に応えるべく当院では「こどもの病気」を発刊し、外来で配布している。これは発熱や咳など子どもによくある症状に対する受診の目安やホームケアの方法、よくある疾患に対する対処法、そして予防接種情報などを盛り込んだ冊子で今年で第五版になる。当地域だけではないが近年、核家族化や両親

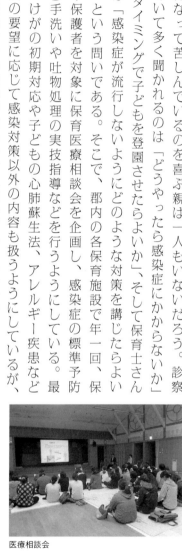

医療相談会

の共働き家庭の増加など小児を取り巻く家庭環境の変化から、子どもが病気になったときに相談できる人がおらず、夜間・休日などの時間外に多くの小児が病院を受診するという問題が全国的に散見される。お母さんの中には書いた私より冊子の内容を覚えている人もいて驚かされるが、『「こどもの病気」を見たら待てそうなので週末は家で様子を見ていました』や「書いてあるようにしたらよくなりました」などと言ってくださる方もおり、このような社会問題を少しでも改善できればと思っている。

小冊子「こどもの病気」

地域に育ててもらう

昔、地域で働いていた先輩方に患者さんから医者として学ばせてもらうことが多いと聞いたことがあった。その当時はその言葉に実感がわかず、大きい病院のほうが症例は多いし、いろいろな治療もできると思っていた。確かに総合病院に勤務している時には、患者さんも多く一般小児科のみならず新生児を扱うＮＩＣＵも担当し、入退院も多く多忙な毎日であったため多くの症例を経験することができた。このような経験は現在小児科をしている上でとても重要な経験になっていることは間違いない。ただその一方で一人一人の患者さんに向き合う時間があまりとれなかったのも事実だった。医師もたくさんいるので自分が入院させた患者さんが、いつの間にかよくなって退院することもあった。良くも悪くもここでは小児科医が自分一人であるため「先生、薬飲んだけど全然よくならないんです」「この前の薬を飲んだら咳がすぐによくなりました」など診察した患者さんが、再度受診してくれることが多い。自分がしたことがそのままストレートに自分に返ってくる。自分の診断、治療が正しかったのか、間違っていたのかを常に教えてくれ、地域に育ててもらっているなぁと日々実感している。

最後に

南会津に赴任し五年目になるが、毎日やりがいをもって診療できるのは自分の関わった子どもたちの成長をここではより間近で感じとることができるからだと思う。生死をさまよった子が無事に大きくなり元気に保育園に通っていたり、病弱でよく通院や入院していた子が町の大会で活躍したり、進学した話などを聞くたびに、自分の子どものことのように嬉しい。これからも「子どものたちのよろず屋さん」としてレパートリーを増やし、精進しなければと思う今日この頃である。

（福島県　福島県立南会津病院　小児科）

地域に根ざした医療を目指して —病院での私、診療所での私—

坂本広登

はじめに

芥川龍之介が何度も足を運び、小説「河童」の題材にもなった上高地。以前は「神垣内（かみこうち）」とも表記され、「穂高見命」（ほたかみのみこと）という神様が穂高岳に降臨し、この地で祀られているとも言われました。神々しい雰囲気を醸し出す上高地・乗鞍高原は、四季折々の表情で私たちを楽しませてくれ、春、夏、秋にはたくさんの観光客が訪れ、登山やサイクリング、散策へと勤しみます。また、冬将軍の到来と共に極寒の地に変わり、ウインタースポーツで賑わう一方、雨氷樹などの美しい自然現象が見られる地域でもあります。そんな上高地・乗鞍高原の玄関口、長野県松本市西部地区に私の暮らす波田はあります。

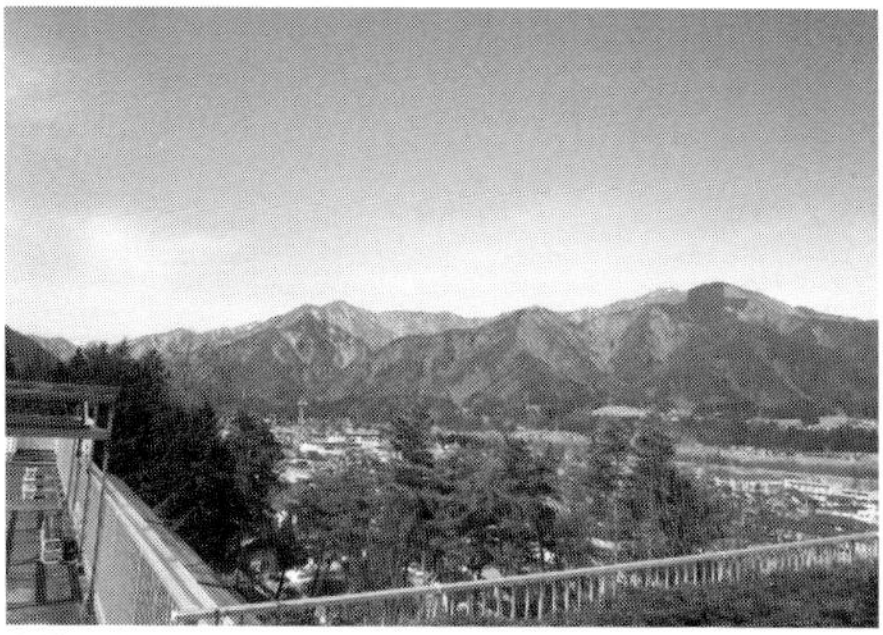

病院屋上からの風景
上高地への入り口に位置し、左手にはうっすら雪化粧の山々が見える

松本市西部地区は、「すいかの名産地」として全国的にも有名な波田にいくつかの村を加えた人口約二万七千人の地区であり、その地区の医療の中心を担う地域中核病院として松本市立病院があります。

松本市立病院は、病床数は二百床程度で、周産期医療、小児医療、急性期医療、慢性期医療、緩和医療などを含めた総合医療の提供を目標としており、地域の皆様から信頼される満足と安心の医療を病院の理念としてします。その理念に惹かれ、私は松本市立病院に配属希望を出し、現在、外科医・総合診療医として三年目になりました。地域の皆様に助けられながら歩いてきた私自身の道程を、少しご紹介したいと思います。

病院での私

現在、私には二つの側面があります。一つ目が外科医、二つ目が総合診療医です。初期研修時に長野県内の山間地区にある病院で、現在勤める病院の外科科長と一緒に手術をさせていただくことがあり、自分の医師としての理想像に近いことに心を打たれ、外科医になりたいと心に決めて赴任したのが三年前でした。

外科がカバーする範囲は、急性虫垂炎、ヘルニア（脱腸）、痔、消化管穿孔、胆石から始まり、胃癌、大腸癌、肝胆膵癌、乳癌といった癌治療に至るまで幅広いものがあります。手術はもちろんですが、抗癌剤治療、放射線治療、カテーテル治療などを複合した集学的治療と共に、痛みのコントロール、緩和ケアも並行して行っています。手術をして元気になって笑顔で退院していく人もいれば、癌の終末期の患者さんともたくさん出会い、最期の瞬間を共にさせていただきました。胃癌・多発肝転移の患者さんで「家で死にたい」という気持ちを尊重して、意識レベルが低下する中、酸素マスクで呼吸を助けながら介護タクシーに同乗して、自宅まで送り届け、最期の瞬間を看取ったこともありました。手術で根治できる患者さんから学ぶことはたくさんあります。しかし、それ以上に根治の難しい癌の終末期の患者さんと出会い、最期の瞬間まで少しでも長く寄り添っていられたことが、現在の外科医としての自分の在り方に大きく影響を与えていると感じています。

一方、現在、定期の外科外来とは別に、総合診療外来もさせていただいており、風邪、肺炎、尿路感染、心不全、脳梗塞、骨折などの一般診療から、心筋梗塞、脳出血、急性腎不全、急性膵炎、消化管出血など救急疾患の初期対応もしています。午前中の外来で十五名から二〇名ほどの初診の患者さんがいらっしゃって、前述の病気に対しての治療を外来・入院で行っ

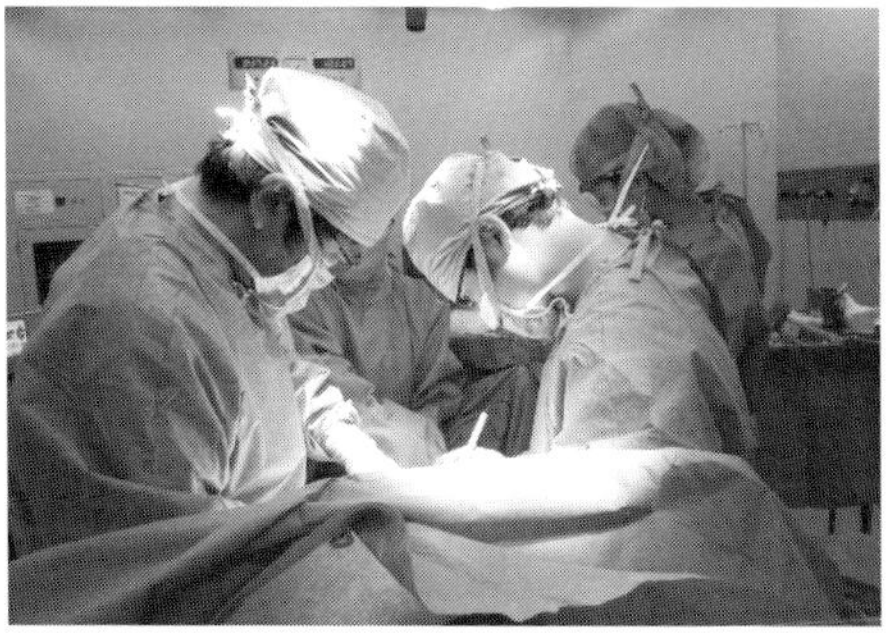

外科医としての私
右 執刀医が私、左 助手が私に外科医を目指すきっかけを与えてくださった外科科長

ております。地域柄、ご高齢で持病が多岐に渡る方もいるので、持病をカバーしつつ、専門医による治療が必要な疾患の場合は相談をし、共に治療に当たっていただきます。総合診療と聞くといわゆる「ドクターG」のような何でも診ることができる医師をイメージされる方も多いかもしれませんが、ごくありふれた病気に対し標準的な治療が行えることを現在の第一目標として取り組んでいます。実際にへき地においては、高血圧、風邪、腰痛などの比較的多い病気を、専門的・先進的に治療することよりも、標準的に治療できることの方が望まれている部分もあるのは事実だと感じています。

診療所での私

上高地の麓、青々とした木々に囲まれた人口二百人程度の稲核集落にある稲核診療所へ三年前から週に一度派遣していただいております。病院からは片道約三〇分弱で到着することもあり距離的には遠くはありませんが、その地区に暮らしていらっしゃる住民の方々は、松本西部地区の中でも高齢率が高く、病院への通院が厳しいという方が大勢いらっしゃいます。一時間三〇分という短い外来時間で平均三名から四名ほどの患者さんの定期通院と、風邪症状などでの緊急受診があります。基本的に、看護師一名、医療事務一名の計三名で診療をしています。診療所の設備としては一般の診療所よりもさらに縮小されており、私が派遣された三年前までは、血液検査（結果が出るまで一週間かかる）、心電図検査、酸素飽和度測定器（体内の酸素の取り込み具合を測る機械）のみの配置でした。そこで、松本市に相談し、松本市立病院から救急ボックスの持ち出しと軽症の外傷患者さんに対応できるレベルの外傷セットを配置していただくようにしました。

三年間という期間でたくさんの患者さんと出会いました。脳梗塞後で全身の拘縮が強く多発褥瘡を作ってしまう方で、ご家族の手厚い介護のもと、大好きな梅水（梅干しをつけた水）を飲みながら最期まで自宅で頑張られた患者さんを含め、たくさんの患者さんの元へ往診に行かせていただきました。中には、往診時に昔からあるめまい症状の変化を見抜き、新規の小脳梗塞の診断に至った方もいらっしゃいました。まだ医師としての経験年数が浅い若輩者の私に対し、日々たくさんの患者さんに教えていただいた経験が、他の患者さんの命につながる瞬間をさまざまな局面で感じられています。その分、一人一人の命に対し、責任の重さを感じている次第です。

もう一つ感じているのは、病院と診療所の連携、および多職種との連携の強さです。

とある日、診療所にかかりつけの患者さんが、「お腹が痛くて……」と冷や汗を流しながら診療所にいらっしゃいました。診察所見から消化管穿孔が疑われ、病院へ救急搬送し、そのまま緊急手術を行い、病状が落ち着いた後は再度診療所にてフォローするという方もいらっしゃいました。病院に属しながら診療所で勤務できていることでスムーズな治療を行うことができたと感じた瞬間でした。

また、先述した小脳梗塞を生じた患者さんが自宅退院される際の介護サービスの導入に、医師、診療所の看護師のみでなく、地域のケアマネージャーや訪問看護師、介護士、地域住民も含め多職種で話し合う場所を設けることができたことにも地域ならではの連携の強さを感じました。

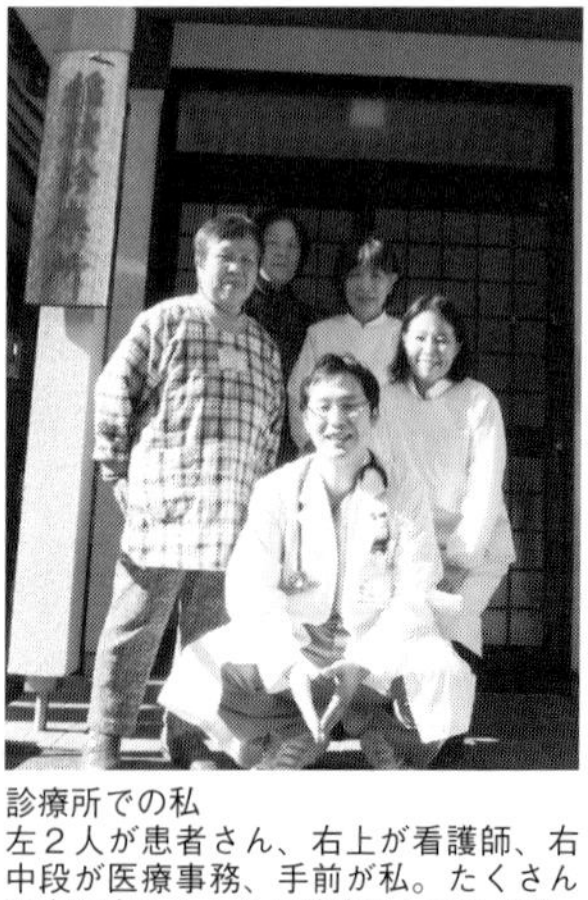
診療所での私
左２人が患者さん、右上が看護師、右中段が医療事務、手前が私。たくさんの方に支えられ日々診療をしています

外来診察の中で

「patient first（患者さん第一!!）」。私が尊敬する整形外科の医師が常におっしゃる一言で、私の大好きな言葉でもあります。患者さんを診る時、地域医療に必要なことは、ただ治療のことのみを考えていれば良いのではなく患者さんの背景を会話の中から摘み出していくのも大切だと感じています。そんな私の外来は一人当たりの時間はとてもかかるのですが、その分色濃く患者さんの背景に触れることができていると感じています。いつも大人しい患者さんが実はザ・ベンチャーズのバックミュージシャンをやっていた方であったり、自分が手術した患者さんの息子が某大学の教授で、その教え子が私の大学時代の講師であったりと不思議

な巡り合わせに気付いたこともあります。また、日本には珍しい本物のカウボーイとして三〇年以上生活しており、自宅を改造して西部劇のようなバーを作ったのを見せてくれた方もいました。そのような外来でのコミュニケーションの中から、自宅での過ごし方や趣味、好きな食物や嫌いなことなど、患者さん自身の背景も含めて学び得ることができるので、これがまた治療に生きたりします。このようなスタイルで外来を行うのも、あくまで「patient first」な医療を提供したいと常に願っているからかもしれません。

命の灯火が消える瞬間

現在、日本での総医師人口と一年間で亡くなる方を比較した時、年間平均四枚程度の死亡診断書を書くという計算になります。もちろん、研究や基礎系に従事する医師もいるので一概には平均値で示すのはよろしくないかと考えます。しかし、地域医療に従事すると、自分が育った地域で自分の最期を迎えたい方も多く、私が赴任して現在に至るまでの三年弱で約五〇名程度の方の最期の瞬間に立ち会いました。私は、それぞれの患者さんが歩いてきた人生という長い道程が凝縮される最期の瞬間に携わらせていただくことに深く感謝し、そして、その瞬間を取り仕切る使命・責任が医師にはあると考えています。特に地域医療においては、その土地に合わせた看取り方が必ずあるため、これもまた患者さんとの信頼関係の中で教えていただくことがたくさんあります。

最後に

毎年たくさんの学生の皆さんが地域実習にいらっしゃいます。その中で、多くの学生の皆さんと一緒に病院と診療所を行き来し、診察や往診をする地域医療の楽しさを伝えてきました。これから医療に携わっていくたくさんの方々に、半歩でも一歩でも患者さんの近くに寄り添う大切さを伝えていくことができたらと感じています。

（長野県　松本市立病院　外科）

四季に観る地域の風景

横田修一

揖斐に来て気がつけば、五年が経とうとしています。研修医として訪れた揖斐郡北西部地域医療センター「山びこの郷」の医療に魅かれて、後期研修を終えた私は平成二五年四月から当センターでの勤務を開始しました。現在、同じ町内にある地域医療振興協会の診療所の先生方と協力して地域の医療・介護・福祉を支えています。

私の勤務する揖斐川町（岐阜県）について簡単に紹介しますと、揖斐川の上流に位置して自然が豊かな地域です。町の面積は東京都の約三五パーセント程度に対して、人口約二万人、高齢化率は三〇パーセントを超えています。町の中でも施設がある山間部（久瀬地区）では、高齢化率が四五パーセント以上になり、人口減少と高齢化が特に進んでいる地域です。こうした地域において、住み慣れた地域に、病気や障害を負っても最期まで住み続けることができる地域づくりを目指して、医療・介護のスタッフと力を合わせて頑張っています。

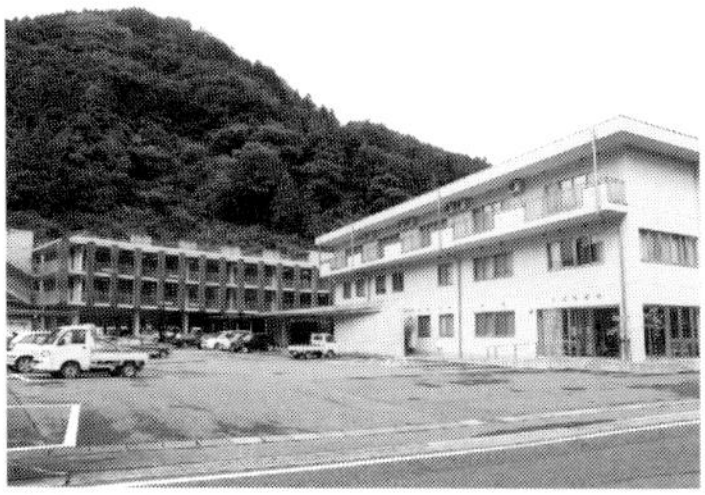

診療所、介護老人保健施設、居宅介護支援事業所の複合施設である揖斐郡北西部地域医療センター

ここでは、これまでの経験から忘れられない患者さん、住民さん、スタッフとの関わりを、美しい揖斐の四季の情景を織り交ぜながら紹介したいと思います。

春　―最期まで住み慣れた地域で暮らすこと―

施設の前を流れる揖斐川の川べりには桜の木が植樹され、満開になるころ、入所者の方、地域ボランティアの方が参加してお花見会が開かれます。花見が終わると木々の若葉が一斉に新芽を吹き、黄色く色づいた麦畑と新緑の山とのコントラストはとても美しくて通勤が楽しくなる季節です。

「今日はデイサービスのお花見があったの。桜の花がきれいだったよ」。痩せた顔に似つかわしくない、大きく膨れたお腹を出してベッドに横になるタキ子さん（仮名）。赴任直後に担当となった私が、隣町にある長男宅で療養をするタキ子さんに初めて往診をした日のことでした。大きく膨れたお腹に針を刺し、たまった腹水を抜く間の一時間をタキ子さんの枕もとで会話をしました。「私は山の一番奥にあるS地区の出身でね、旦那さんやご先祖様が眠っているところに帰りたいんだ」。タキ子さんの思いをかなえたいと思い、家族やスタッフとの調整をして、五月にS地区の自宅へ戻ることができました。新緑の緑がまぶしい山道を往診に向かうと、そこには親せきや友人に囲まれて、化粧をして笑顔でタキ子さんが迎えてくれました。「こんな山奥までよく来てくれたね。先生のおかげで家に帰れたよ」。その三週間後、タキ子さんは息を引き取りました。私にとって初めての在宅看取りはあっという間の出会いと別れの季節でしたが、住み慣れた地域への思い、患者さんを大切に思う家族、生活を支えるスタッフとの関係など、たくさんのことを学ばせていただきました。タキ子さんとの出会いをもとに、現在では住み慣れたご自宅や施設での看取りにも力を入れています。

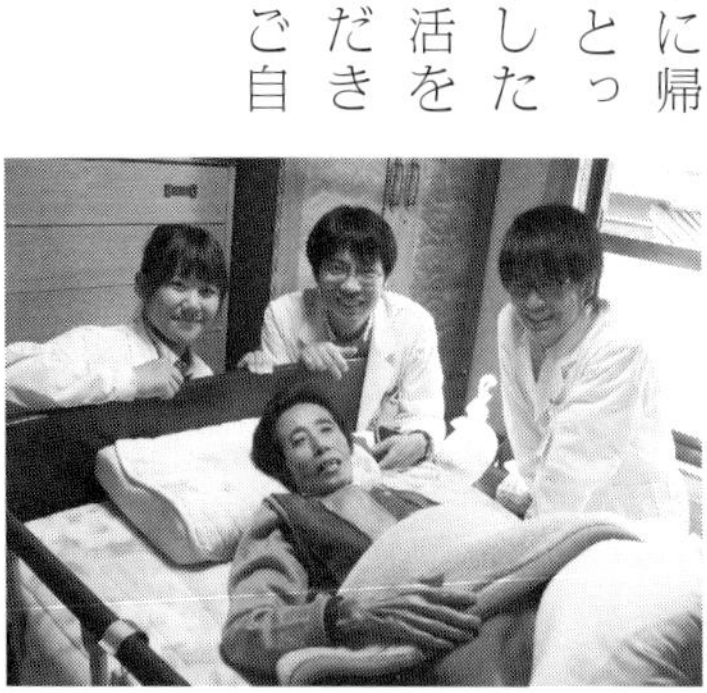
タキ子さんのご自宅で

夏 ―外出支援：病気になっても楽しみがあること―

初夏、田植えが終わると私は家族や研修生たちと夜の散歩を楽しみます。静かな川のほとりには小さくも明るい光を放つ蛍の姿があります。清流ならではの景色です。そして梅雨が明けると、いよいよ夏本番、強い日差しに川の青さがまぶしく映えます。施設では地域の方と一体になっての夏祭りを開催します。夏祭りはお年寄りから子どもまで、皆で集まって盆踊りをし、毎年七百発の花火が夏の夜空を彩ります。

肺気腫で在宅酸素治療をしているケンさん（仮名）は、ここ数年心配で外出ができていません。ある日ケンさんの担当ケアマネをしているマチコさんから「先生が一緒についてきてくれれば、ケンさんは安心して大好きな簗《や》に出かけられるよ」と声をかけられました。揖斐川では、かつて簗という鮎の漁が盛んに行われていました。ダムが多く建設された現在では実際の漁はほとんど行われていませんが、今では観光目的の簗がたくさんあり、手軽に鮎のフルコースを楽しめる夏の風物詩です。私も参加させていただくことになり、ケンさん、奥さん、友人、ケアに関わるスタッフ皆で、簗に出かけて鮎料理を楽しみました。施設では、スタッフが協力して患者さんの社会参加を、外出支援と称して支援しています。今でも鮎を嬉しそうに召し上がるケンさんの顔が忘れられません。病気になっても外出を含めて楽しみを持って生活する、患者さんの思いに寄り添うための医療が大切であることを学びました。

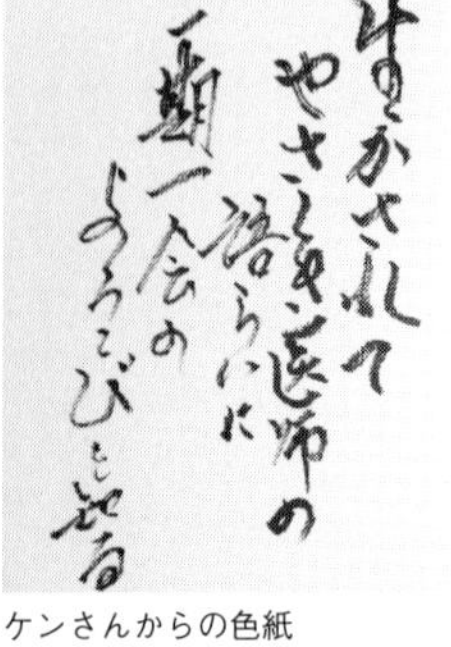

ケンさんからの色紙

秋　―人生しまいの梅干しづくり：研修医教育で大切にしていること―

「山びこの郷」は旧揖斐川町よりも少し標高の高いところにあり、秋は少し早くやってきます。一一月になると山々は黄色く色づき、本当に美しく映えます。実りの秋、畑ではたくさんの収穫があります。施設では地元で採れた作物を使って毎年芋煮会を開きます。味は最高ですが、驚くべきことは、日ごろ食事を半分も召し上がることができない利用者の方が、どん

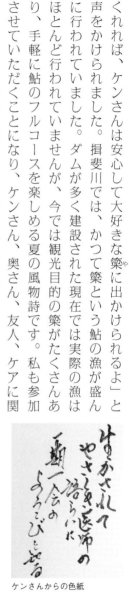

ぶりに入った芋煮をお替りしていたことでした。住み慣れた土地でできた食材を食べるということが、生きる力になっているのだと感じた場面でした。

お盆明け、まだまだ強い日差しの中に、高原では秋風を感じられるある日、庭先には赤く色づいた梅が所狭しと干してありました。「自分で梅を干すのは初めてで、勝手が分からなくて……、母に叱られながらやってますよ」と長男さんが笑顔で話しかけてきました。家の中に入るとアキエさん（仮名）は、「先生のおかげで腹の痛いのはすっかりいいよ。でもどうしてか、体はだんだん動かなくなってくる。こりゃお迎えが近いかも分からんね」とこれまで吐くことのなかった弱音を口にされました。アキエさんは五月に膵臓癌が分かると、手術や抗癌剤の治療は行わないこと、長男さんの強い希望で、告知もしない方針で、住み慣れた久瀬の家で過ごすことになりました。庭先に干してある梅干しは、アキエさんが毎年子どもや孫のために作ってきたもので、梅取りから紫蘇の葉洗い、つけるところをアキエさんの担当であった研修医のK先生が、お手伝いをしてできたものでし

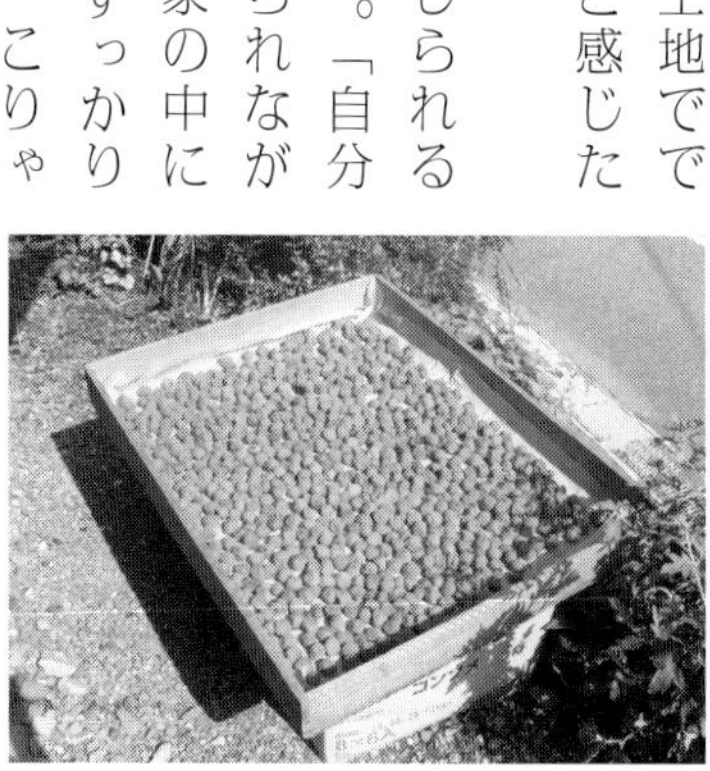

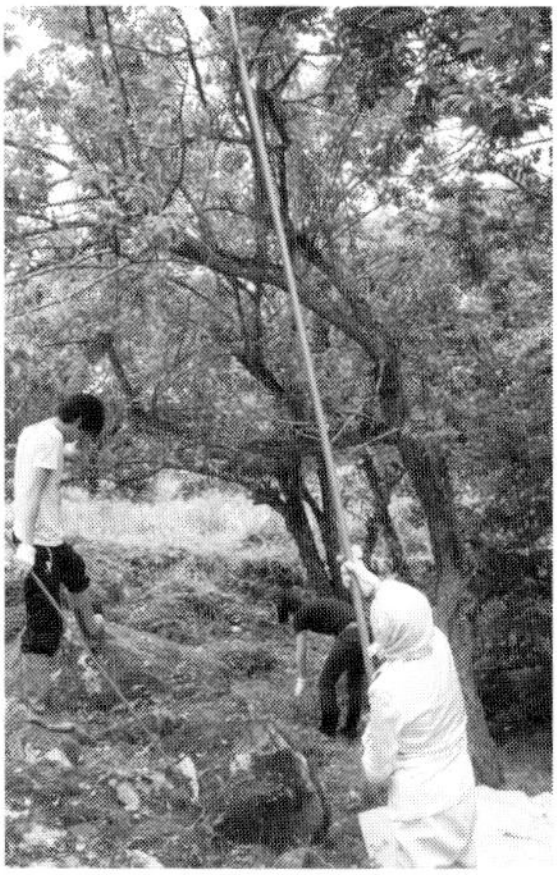

アキエさんを手伝ってK先生も梅取り

た。診療所では多くの医学生や研修医の教育を行っていますが、彼らの指導において最も力を入れていることは、一人の患者さんの生活や人生を知り、そしてその人の思いに寄り添うことです。K先生も梅取りの弟子から、一人の医師として、アキエさんと信頼関係を築くことができました。医学知識以上の代えがたい経験をできたと思います。

冬　―皆で考える：地域包括ケアのなかで施設に求められること―

久瀬の冬は、年に二～三回の大雪に見舞われます。不思議なことに国道は町中よりもよっぽど除雪がしっかりしていて、これまで雪で困ったことはありませんが、雪国での生活経験のない私にとっては、一面銀世界の景色がとてもきれいに見えます。比較的行事の少ない冬の時期には、地域の座談会（あんころの会と称しています）を開き、住民さんとスタッフや研修生が交流を深め、意見交換をする取り組みも行われています。

冬の「山びこの郷」では、座談会などで住民さんの思いを伺った上で、新年度に向けて職員一同で準備も行っています。私が赴任した開設一六年目は施設にとって、大きく変化を求められる年になりました。全国的に高齢過疎が進み、医療や介護保険の制度が大きく見直され、

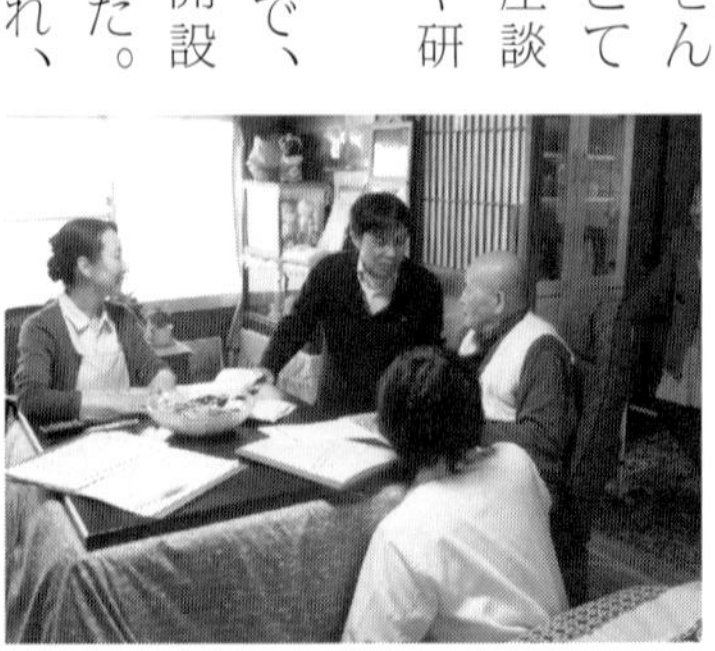

その影響を受けて、施設の経営状況が苦しくなっていました。そこで全職員が集まってワークショップを開催し、いま一度「山びこの郷」の理念に立ち返って、施設の強みや課題を確認し、新年度に向けての取り組みを話し合いました。その結果、各部署が、垣根を越えて協力すること、利用者や患者さんについて、多職種が意見交換をするカンファレンスを充実させることを決めました。またスタッフが施設外の研修に積極的に参加し、学んだ成果を施設の運営に活かしていくことを決めました。スタッフが一丸となったこともあり、一年後には再び施設の経営は改善しました。「山びこの郷」は山間へき地の医療・介護を、そして地域の生活を支えるための、なくてはならない施設です。その施設を、地域の歴史や文化を学び、住民さんとスタッフが話し合いながら、大切に守っていきたいと思っています。

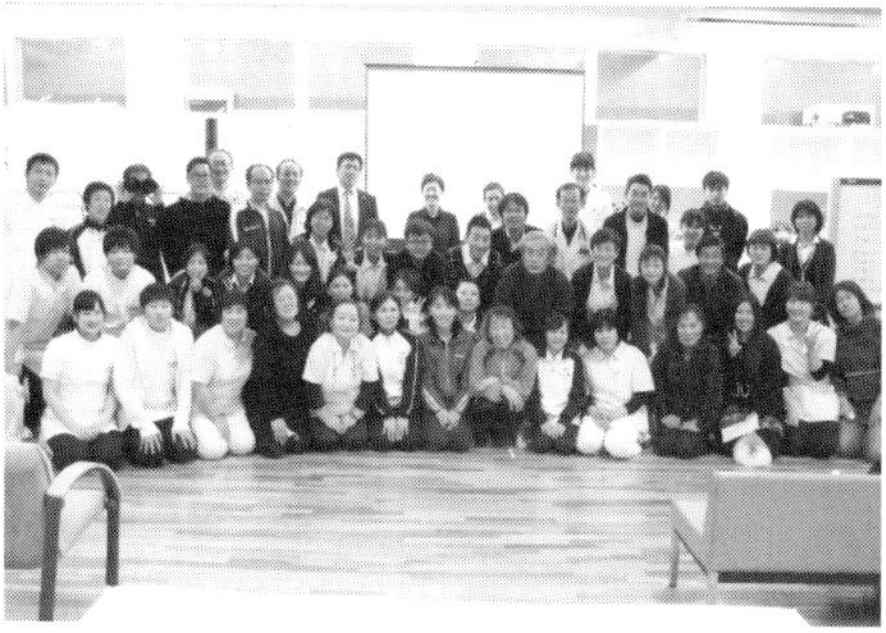

山びこの郷スタッフ集合

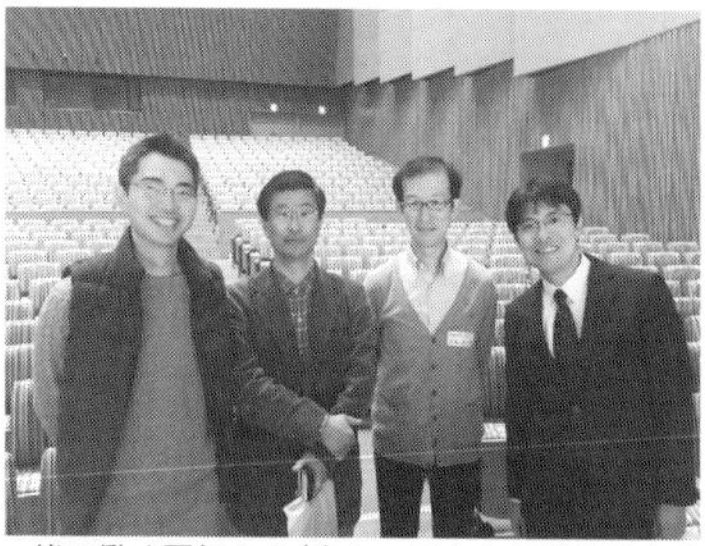

一緒に働く医師たち（向かって左から菅波祐太先生、岡裕也先生、西脇健太郎先生、私）

この原稿作成に取り組んでいる今は、平成二八年の三月末です。今年は早く桜の便りが届き、河原は菜の花で一面黄色く、田んぼの畔には土筆が顔を出しています。新たな一年が始まろうとしています。思えば、医師として、一人の人として、日々地域に育てられていることを改めて感じました。その人らしい生活と心に寄り添う医療・介護ができるように、楽しみながらも精進していきたいと思います。

（岐阜県　揖斐郡北西部地域医療センター）

高野山での地域医療を振り返って

蒸野寿紀

はじめに

自治医科大学卒業後八年目に高野山総合診療所に赴任し、二年間勤務しました。今回、このような機会を与えていただいたので、診療所や街の様子、受診される患者さんの特徴などについて、振り返りたいと思います。私は、二年間の初期臨床研修を和歌山県立医科大学附属病院で行った後、三重県との県境にある、新宮市立医療センターで内科医として三年三ヵ月勤務しました。その後、和歌山県立医科大学附属病院で一年九ヵ月の血液内科の専門研修を行い、現在に至ります。医師を志したのは目の前にいる患者さんを助け、自分がした仕事の結果がすぐに分かるような仕事をしたいと感じたからで、いわゆる「町医者」のイメージでした。専門性には関係なく、目の前の患者さんにとって唯一の主治医であるという立場で、幅広い診療を行うことを心がけています。

診療所の概況

高野町は和歌山県の北東部に位置し、奈良県と接しています。高野山真言宗の総本山金剛峯寺を中心に、多くの寺院があり、仏教の街として栄え、その静謐な雰囲気は多くの人々を惹きつけます。和歌山県は温暖な気候ですが、高野山は標高八〇〇メートルの高地に位置しているため、夏は涼しく過ごしやすいですが、冬は最高気温が氷点下の厳しい寒さとなります。金剛峯寺から診療所までは歩いて五分くらいで、高野山の中心部から一歩入った場所にあり、地域住民約三千人の健康を守るほか、旅行者の医療を担っています。

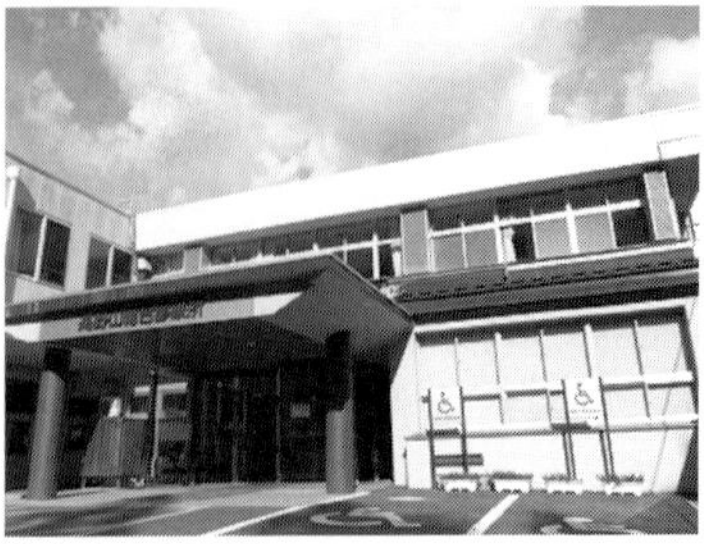
診療所の正面玄関

現在、診療所の常勤医師は私と、自治医大一期生の廣内幸雄院長の二人体制となっています。廣内先生は三〇年以上にわたり、この地域を守ってこられ、多くの患者さんに信頼される医師です。もともとは高野山病院として、入院患者を受け入れていましたが、人口減少に伴う患者数の減少などの要因により、平成二四年から入院を閉鎖し、現在の高野山総合診療所の体制となっています。病院から縮小した診療所であり、看護師、臨床検査技師、放射線技師、事務など、スタッフには恵まれ、働きやすい環境です。血液検査の機器やCTもあり、診療所としては重装備ですが、入院ができる医療機関まで車で約一時間を要するため、患者さんを救急搬送すべきかどうか判断したり、搬送中の病状の変化を予想したりする上で、これらの機器は大変役に立ちました。

旅行者医療

高野山は、金剛峯寺をはじめ、奥の院や壇上伽藍など、数多くの見所があり、たくさんの参拝者や観光客が訪れます。昨年二〇一五年は空海が八一六年に高野山を開創してから、一二〇〇年の節目の年にあたり、四月二日から五月二一日までの五〇日間、開創一二〇〇年記念大法会が開催されました。期間中約六〇万人の来客があり、診療所には約八〇人の患者さんが受診されました。高齢の来客者が多く、高血圧や糖尿病などの持病がある方の受診が多かったです。幸い、点滴などの簡単な処置や、短期間の入院で病状が改善する方がほとんどでした。旅行中の急病であり、どうすればせっかくの旅行を無事に終えて帰宅できるかを考え、診療にあたりました。数名の方は旅行終了後に感謝の手紙を送ってくださり、温かい気持ちになりました。初めて受診される方ばかりなので、持病を把握する上でお薬手帳が役に立ちました。これまで処方された薬が記載された小冊子ですが、薬の内容をみれば、ある程度は病気の状

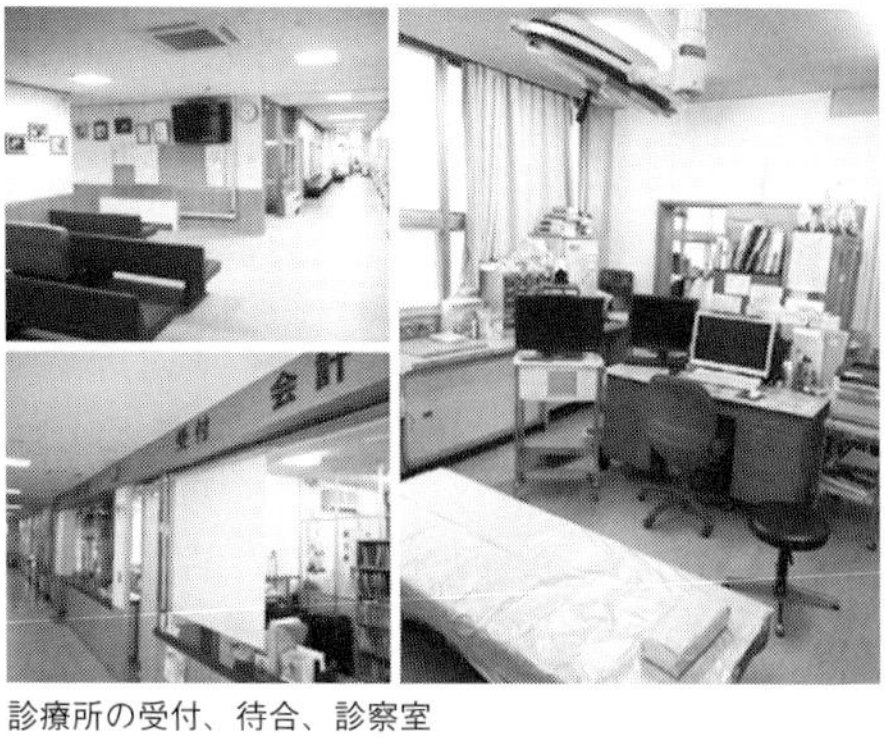

診療所の受付、待合、診察室

態が分かるので、持っていない方には、次の旅行では必ず携行するようお話ししました。

法会の期間を過ぎても、夏から秋にかけ、訪れる方は途絶えることなく、忙しく賑やかな一年でしたが、このような節目の年に勤務できたことは、貴重な経験となりました。旅行者の医療を担う上で、どこから来たか、どこに宿泊しているか、今後どんな予定なのかも重要な情報です。多くの旅行者は宿坊と呼ばれる、お寺に併設された宿泊施設を利用していますが、診察室の机には、これらの宿坊の場所が書かれた地図をおいて診療していました。診療所としては、世界遺産の中の first aid station としての役割を果たしていると自負しています。

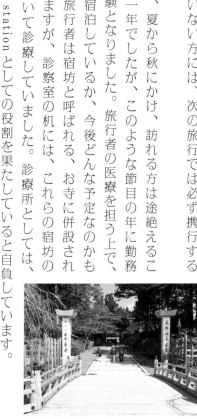

金剛峯寺正面

外国人診療

高野山は、二〇〇四年に「紀伊山地の霊場と参詣道」として世界遺産登録され、二〇〇九年にはミシュラン・グリーンガイド・ジャポンで三つ星「わざわざ旅行する価値がある」と高く評価されました。二〇一五年には National Geographic Traveler で、訪れるべき二〇の場所に日本で唯一選ばれ、外国人旅行者が増加しています。バスやケーブルカーの中は、大きなスーツケースやバックパックを持った外国人が多く、海外旅行に来たような感覚になることがあります。外国人も日本人旅行者と同じように、急病の際には診療所を受診しますが、話している英語はある程度聞き取れても、普段患者さんに説明している言葉が英語では出てこず、もどかしい思いをしました。片言の英語で一通りの診察を終えた後は「Do you have any questions ?」と聞くようにしていましたが、「実際に質問されたらどうしよう！」といった心境でした。異国の地で、日本人が慣れない英語で苦労して診療しているのを感じとってか、診察終了後は喜んで帰っていく方が多かったです。帰り際には「Take care and have a nice trip !」と声をかけました。

外国人診療では、いつ入国したかや国籍も重要になります。例えば、東南アジアからの旅行者では、デング熱やマラリアといった、日本ではあまりみない病気の可能性も頭の片隅においておいて診療しなければなりません。地域医療の現場で、外国人を診療することになろうとは、夢にも思っていなかったので、これも世界的な観光地、高野山での医療の特色と言えると思います。

お坊さんと地域住民のプライマリ・ケア

さて、次に地域住民のプライマリ・ケアに話を移したいと思います。高野町は人口約三千人のうちお坊さんが千人と、三人に一人がお坊さんです。宗教が息づいていて、こども園に通っていた長女が般若心経を暗唱できるようになっていて、驚かされました。一方で、お寺の施設で行われるこども園のお遊戯会は、一二月ということもあり、サンタクロースがやって来て子どもたちにプレゼントを渡していて、異文化にも寛容であると感じました。

自治医大入学時に高野山病院に実習に来た際、先輩の医師に近くの居酒屋に連れていってもらいましたが、隣でお坊さんがお酒（般若湯と言うそうです）を飲んで、焼き鳥を食べていて驚いたことを思い出します。それから約一五年を経て、赴任するまでは、やはり聖職としてのイメージがあったのですが、お寺の職場健診では、一般的な塩分制限・脂質制限などの指導を要し、お坊さんも数ある職業のうちの一つであると感じるようになりました。頭を打った際には、切り傷になりやすく、剃髪した頭の傷の処置も多く経験しました。

お寺が並ぶメインストリートから一歩入れば、ごく普通の日常生活が営まれており、お坊さんのほか、子どもから大人まで、風邪や怪我、骨折、腰痛などから心筋梗塞のような重症患者さん

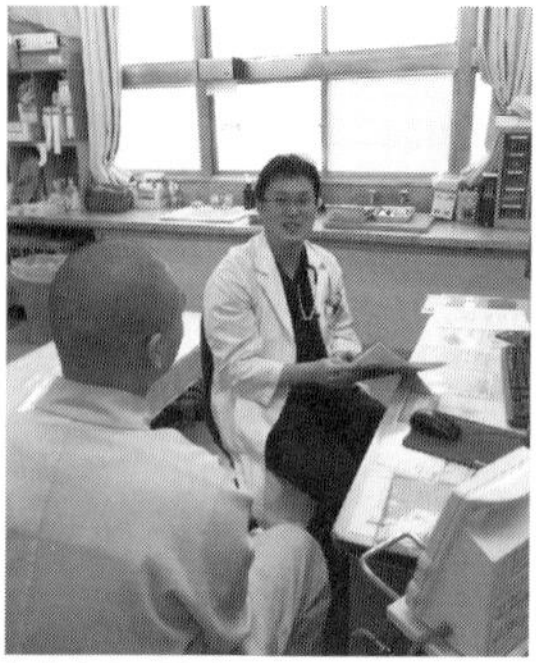

お坊さんの診察

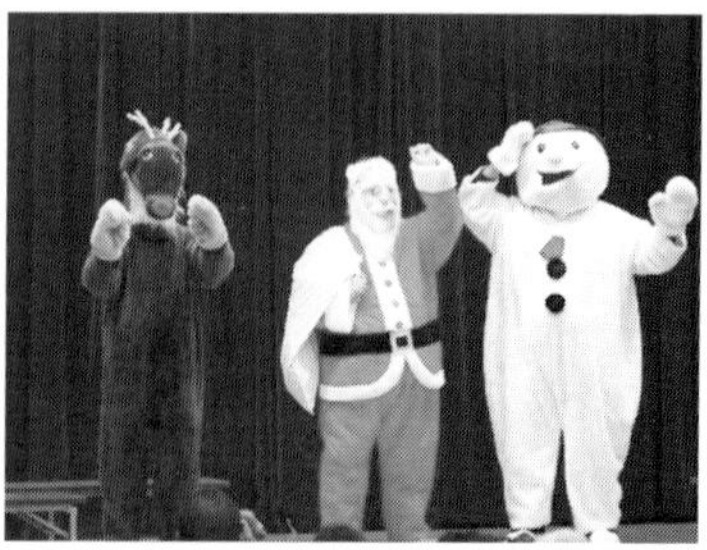

お遊戯会でのサンタクロース

まで幅広く受診されます。高齢化率が高く、高血圧や糖尿病などの生活習慣病の患者さんも多いです。冬になると、凍った地面で滑って転倒して、手首を骨折するような患者さんが来たり、血圧も暖かい時期より上がったりと、季節感を感じながら診察していました。以前の勤務地では、こういったことはあまりなく、寒暖差が激しい地域ならではの季節感かもしれません。地域のコミュニティは狭く、高血圧などでおじいちゃん・おばあちゃん世代が通院していて、その子ども世代が職場の健診で来院し、お孫さんの世代が予防接種や乳幼児健診に来る、といった三世代にわたった診療にはやりがいを感じました。孫世代がインフルエンザになったりした場合には同居の祖父母にうつさないように指導したりと、家庭環境や家族構成を理解した上で、包括的な診療が求められるのは、地域医療の面白いところだと思います。私の子どもの同級生が診療所に来た際には、お母さんから「〇〇ちゃんのお父さんやで」と言われながら、診察や注射をしました。大きな病院では、自分の生活と診療は切り離されていますが、コミュニティで生活している一員として診療していると感じる場面でした。

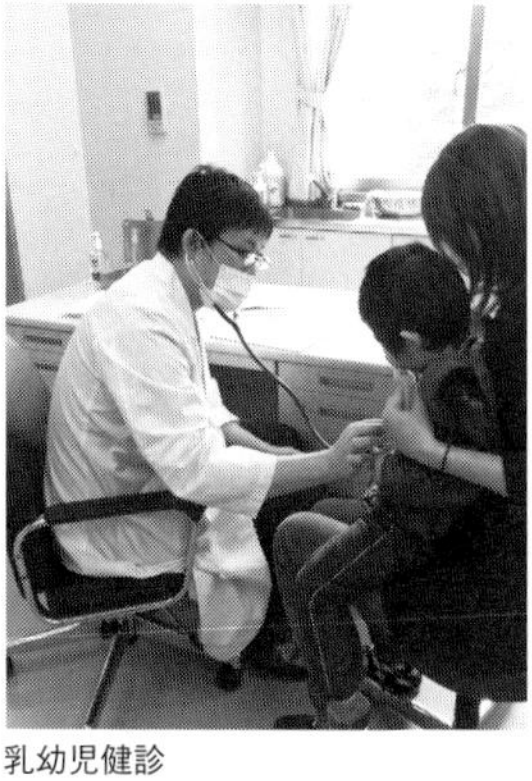

乳幼児健診

学生・研修医教育

当院では毎年、自治医大一年生と五年生の地域医療実習を受け入れています。学生と接することで、学生時代に持っていたような新鮮な気持ちを取り戻し、普段の診療のなかで忘れがちな初心に帰ることができます。振り返れば、私自身も一年生・五年生と二回実習でお世話になりましたので、この診療所で働くということは、これまで育ててもらった恩返しをしているような気持ちです。初期研修医は、和歌山県内外から多数受け入れました。研修病院は大きな病院が多く、臓器別の診療・研修が主体となっていますが、診療所での研修は、患者の前に立つ一人の医師として、包括的・全人的に医療を行うという気概を養成する貴重な経験であると考えています。

おわりに

高野山で経験した地域医療について振り返りました。高野山は多くの人々にとって魅力的な街であると思います。変わらない信仰を支えている人々、この街に惹かれ訪れた人々、そして、この街で暮らしている全ての人々の健康を守るのが、この診療所に与えられた大切な使命と感じています。最後に、廣内先生はじめ診療所スタッフ、いつも支えてくれている家族に感謝して、この稿を閉じることにしたいと思います。

（和歌山県　高野町立高野山総合診療所）

もやもやがまとわりつく日々の診療、その中で自分を支えるもの

椋田権吾

はじめに

「ミッションのある人生は素晴らしい」。私が自治医科大学在学中に小児科学教授でいらした桃井真里子先生の言葉だ。自治医科大学卒業生には「所定の期間、出身都道府県で地域医療に従事する」というミッションがある。

現在の自分のある一日を自身の内面と共に振り返るのが本稿の内容である。「あんな検査までして、こんな稀な症例まで診ている」というような総合医を喧伝することはしたくない。同様に単なる地域医療礼賛の文章にするつもりもない。模索しながら＝もやもや考えながら、医師として地域医療を提供している様子を書きます。

鳥取県の地域病院に赴任して

鳥取県は東西に長く、兵庫県の西隣り・島根県の東隣りの日本海側にある。その鳥取県西

南部に日野町はある。人口三、三六二人（平成二八年四月一日現在）・高齢化率四七パーセント（平成二七年一〇月一日現在）と、過疎化が進んでいる。

日野町のほか、隣接する江府町・伯耆町との三町による一部事務組合で日野病院は設立されている。一般病棟が九九床あり、常勤医は内科四名・外科一名・整形外科一名・小児科一名・眼科一名の体制である。常勤医以外で鳥取大学からの厚い診療支援があり、外来に関して、鳥取県で提供できる診療科はおおむね網羅されている。消化器外科・整形外科・眼科で手術も行っており、血液透析・訪問診療も提供している。

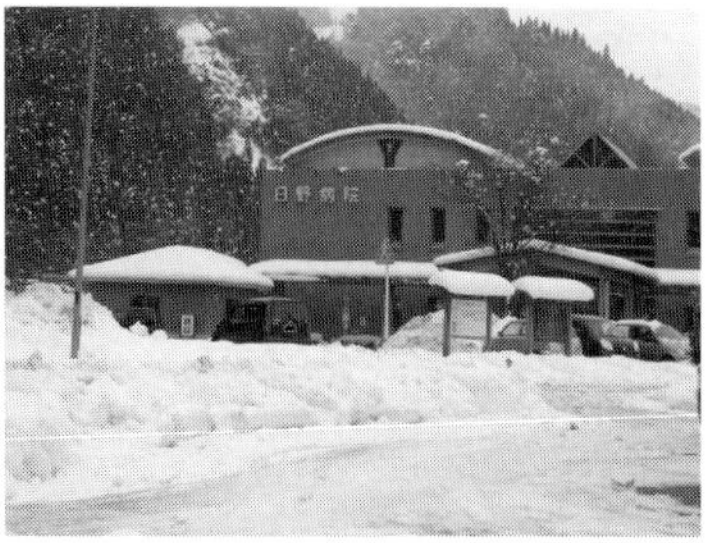
日野病院

私は自治医科大学出身の卒後五年目の医師である。日野病院で内科医として働いている。妻と二人家族ではある。が、妻は車で約五〇分の距離にある米子市の職場に勤務しており、それぞれ職場近くにアパートを借りて暮らしている。行ったり来たりだ。日野病院から提供された住居は2LDKで、二台分の駐車スペースと屋外倉庫がある。家賃は月二万円である。「一人暮らし半」の私には手に余るが、子供が複数人いる医師にも対応可能な物件にしているのであろう。私（二〇一六年四月現在で三十歳）の収入はおそらく日本の同世代男性の平均の二倍半はあるようだ。金銭面においてかなりの高待遇と感じている。

そんな環境で生活し、働く私の、ある一日を振り返る。

病棟患者を診て思うこと

平成二八年一月二一日（木）の朝七時過ぎ、出勤時間は気温が零下二度で、雪が三〇センチほど積もっている。二日間雪が降ったのだ。医師住宅から日野病院までは徒歩五分ほどである。今日は訪問診療担当日であり、交通の困難がないか今から心配になってくる。

業務の始まりで病棟回診をする。現在、多くの入院患者は急性期病態が過ぎ状態の安定した患者である。病態が活動性でなくとも、入院前と比べＡＤＬが低下してしまい退院できない患者も多い。安定したのに退院できないことには理由がある。例えば、「ＡＤＬは良いが認知症による暴言があり、家族が精神的に限界を感じ同居復帰は不可能と言う。ＡＤＬが良いだけに施設入所予定は目処が立たない」「家族の『胃瘻はしてあげたくない』と『看取るにしても何もしないのは……』の思いの狭間で、本来一時的であるはずの処置を継続することで命がつながった。しかし医療者も家族もゴールを見失った」というような患者がいる。どの問題も医学の力のみでは解決できそうもない。相談するにも関係各所（者）で疲労やマンパワー的限界を感じているようだ。一医師に過ぎない自分にできることはないのか、顔を見るたびに自問する。自問しつつすることは、医学的に安定を維持すること、ビジョンを患者家族・

スタッフと相談し道を模索していくことだ。その中で話が動いていくこともある。医学的ダイナミズムには欠けるが、これも重要な役割だろうと思う。

重症患者も当然いる。そのような患者を当院では重症者管理室という部屋で診る。私の担当患者では、前日に外科にお願いし気管切開術を受けたばかりの男性患者がいる。高度に進行した認知症・寝たきり状態・嚥下機能低下から誤嚥性肺炎を発症し入院した患者である。肺炎で痰が産生され、それを排出できず再度肺炎が悪化した。まさに認知症の終末期像であり、生命維持能力の限界ととらえ医療の手を引いていくことも選択肢かもしれない。妻と相談の結果、医療の力を借りて生命を維持することを選択された。〝良かった〟のか、分からない。自分は何をしたのだろうか。より気道管理や肺疾患に習熟している医師が担当すれば気管切開に至らず改善できただろうか。より認知症に習熟している医師ならばもっと不全感の少ない結論に導けただろうか。答えがないであろうことも感じてはいる。しかし、経験も乏しく専門的に修めた知識もない中で、何をよりどころに〝良かった〟とするのか。答えを出せず診療を続けている感覚に悩むことも多い。

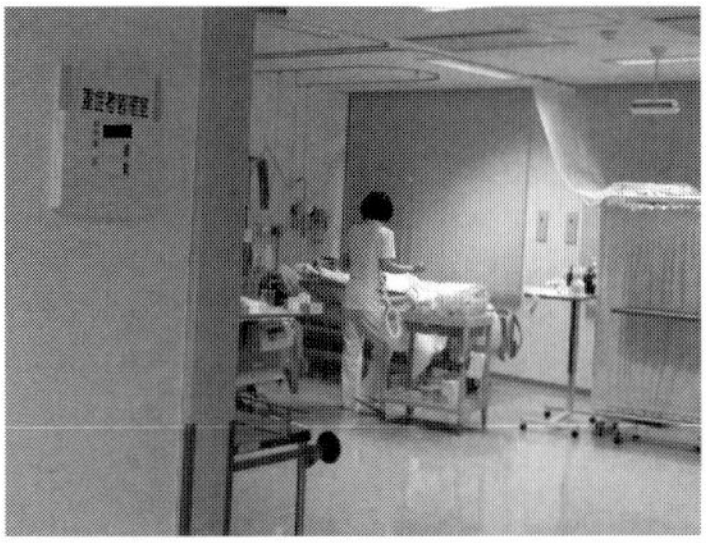
重症者管理室

訪問診療

午後からは訪問診療の担当である。一回の訪問で三〜四件、午後一時半〜四時半ごろまで外出することが多い。本日は四件五名で、これから述べるのはそのうち一件である。

八四歳の男性だ。約二五年前の脳出血後遺症のため右完全片麻痺・運動性失語がある。妻と息子夫婦との四人暮らしである。認知機能は良好だが麻痺のため活動範囲に大きな制限がある。活動レベルとしては、あぐらをかいたような座位で床を臀部で擦るように移動する。食事は左手を使用し自立して可能である。訪問理由は通院と待合をするのが困難なためで、フォローしている内容は血管系疾患危険因子としての血圧管理が主である。約二ヵ月前に自宅で温風ヒーター排風口に右前脛骨部が接触し熱傷を負った。感染を疑う様子はなく清潔保持・湿潤保持・浸出液コントロールで治療した。時間がかかってはいるが、現在は範囲が縮小し少量痂皮が付着している程度まで改善している。

初期研修医のころに軽度熱傷の処置をしたことはある。しかし、一般外来でのフォローを教わったことはない。知識・経験とも不十分である。とはいえ、このような内科以外の傷病に関して各科から訪問診療に出てもらうのは到底望めないであろう。

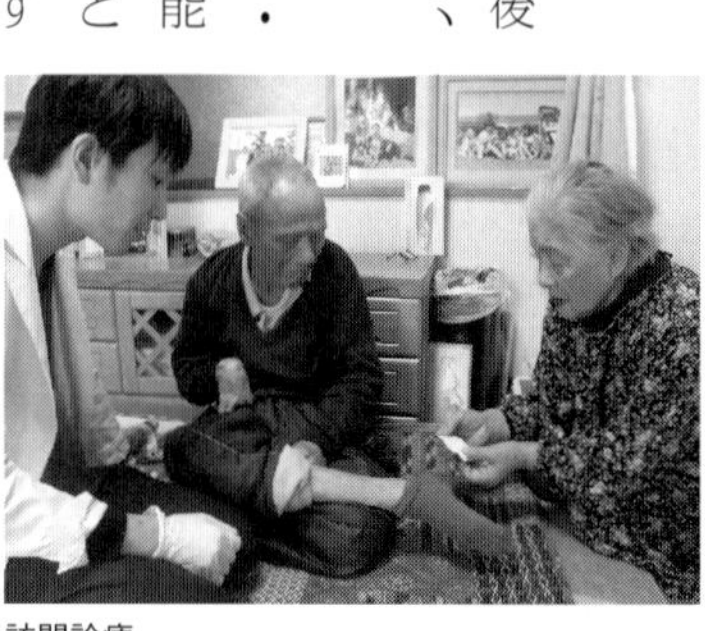

訪問診療

「不十分な知識・経験しかない自分が診ていてよいのだろうか」

「自分が診ていて良くなるのだろうか。大きく悪化した場合は多方面に不幸をもたらす」

などと考え不安になることもしばしばある。

それでも、比較的軽症の熱傷なら在宅で診るべきだろう。内科以外の傷病をすべて病院診療に依頼するのであれば、患者にとっての在宅診療の利点は大きく損なわれる。

地域のニーズに応えるというミッション

時には数日前からある症状を、訪問診療の患者宅に訪れてから患者家族が語ることがある。

「先生が来る日を待っとったで」というふうに、である。

熱傷を負った右前脛骨部は麻痺肢のため、本人は疼痛を感じていないようだ。巻いてある包帯をとる。絆創膏が貼ってある。絆創膏は染み出してきた浸出液でふやけている。それも取ると熱傷が露わになる。発赤し、いくつか水疱ができている。破れた水疱痕から浸出液が染み出している。幸い感染はなさそうであるから、先述のような処置で対応したわけである。

何がそう（＝「先生が来る日を待っとったで」）させるのだろうか。なぜ家族に頼んで受診するなどの行動を選ばなかったのだろうか。

「地方」には主治医観のようなものが根強いのかもしれない。軽症と判断し、ちょうど医師の訪問予定日が近かったため十分に待つ余裕があると判断したのかもしれない。

尋ねておらず真実は不明だが、こういうとき強く実感するのは「患者が医学的迅速さ・正しさを常に最優先に求めるわけではない」ということだ。不全感を持ちながら診療している自分を、必要としてもらっている。「医師として不十分な自分」を、求めてもらえている。

このような体験から私はありがたみ・やりがいを感じ、同時にいっそうの責任感を感じるのである。経験不足であるという強い不十分感を抱いて診療をしたり、特定分野の専門家であるという自負を持てずにいたりするのを続ける中で、これがなければ地域医療を続けていられないだろうと感じている。


地域のニーズに応えることが現在の自身のミッションだと考えている。

先述のような待遇が自身の資格・能力・業務内容・社会貢献に鑑みて多いか少ないか、そこには現在答えを持っていない。額面だけ見るとかなり満足するだろうと思う方もいらっしゃるかもしれない。多分に主観に寄ると思うが、そこに満足を見出すかどうかは、やりがいとのバランスが重要なのだろうと考えている。

「鳥取県に戻って医師ができる」以上のイメージを持たずに自治医科大学に入学し現在に至る。しかし現在は、一定のやりがいを見出すことができてきている。

「はじめから地域医療を志望してはいなかった者が、今も葛藤しながらもやりがいや充実感も感じつつ、地域医療を提供している」例があると知っていただければ幸いである。

「ミッションのある人生は素晴らしい」を胸に抱き診療しながら、同時に自身のあり方を模索しながら自己実現もしている途中である。義務年限終了後のミッション、人生自体の目標を考えながら、これからも地域医療を提供していくつもりである。

（鳥取県　日野病院内科）

へき地医療の八年を振り返って

中安一夫

自己紹介

皆さん、初めまして。

私は、栃木県にある自治医科大学を卒業し現在医師八年目です。山口県出身です。自治医科大学は各県二～三名ずつ入学し、卒業後は出身県のへき地医療を支える役目があります。入学時はなかなかイメージがわきにくいところもありますが、そろそろ義務を終える（九年間は県の定めるへき地医療機関に派遣される義務がある）身として今の心境を語りたいと思います。

初期臨床研修

六年間の学生生活を終え、無事国家試験に合格し、二〇〇八年、晴れて医師となりました。二年間の初期研修は防府市にある山口

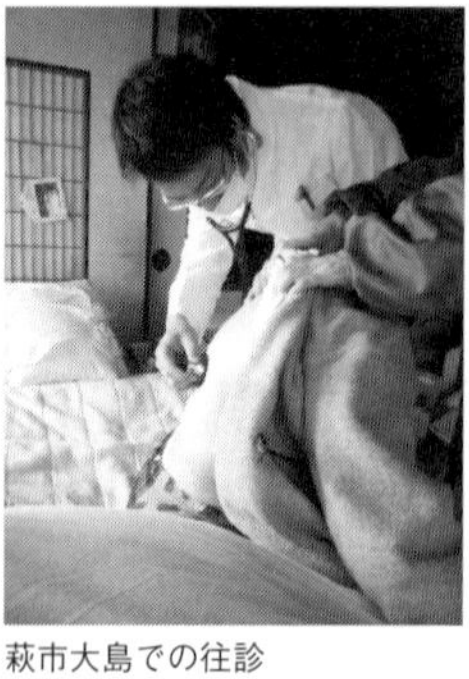

萩市大島での往診

県立総合医療センターで勤務し、たくさんの仲間たちと苦楽を共にしてきました。当時同期であった他大学出身の医師はそうでしたが、一般的に二年の初期臨床研修終了後は自分のやりたいこと（各科専門）を目指してさらに研鑽を積むため、各科指導医の元で数年勤務することがほとんどです。ただ私はと言いますと、義務の派遣で三年目から日本海にある離島診療所（萩市大島診療所）に勤務することになりました。もちろん一人診療所です。心の中では、正直『島流しの刑』だと思いました。ただ良くも悪くも、これが私の人生のターニングポイントとなるわけです。

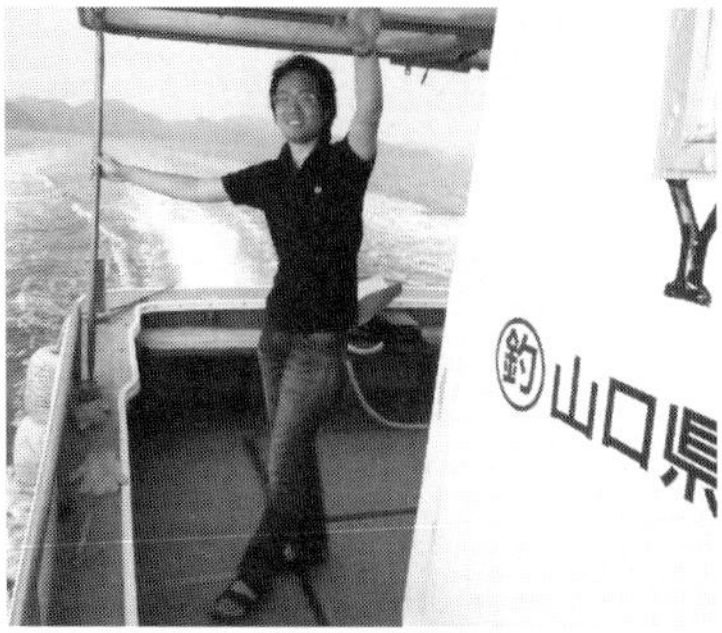

大島で緊急用に使用される漁船にて

離島での生活が自分を変えた⁉

初期臨床研修では、将来「眼科か形成外科になりたいなぁ」と思っていました。しかし、離島での普段の診療といえば、高血圧・脂質異常症・糖尿病のコントロール、外傷処置、乳児健診、予防接種、学校医、往診での看取り、島での急患対応、地域医療研修の受け入れなど幅広く対応しないといけません。仕事をしながら、「なんで初期臨床研修を終わったばかりの医師に離島に行かせるのか？ しかも一人で。そもそも研修医時代はカリキュラムの中に外来教育なんてまずないし、やっても救急外来での対応くらいだ。島では自分一人だし、直接その場で相談できる相手もいない。辛すぎる」と思いました。心の中では、誰か先輩医師が派遣を断って自分に回ってきたのではないかとも思いました。しかし誰かが島の医療を支えないといけません。その中で、島の住民たちの「医師は島にいて当然！」という感覚にはいつも、戸惑いを感じていました。

一緒についてきてくれた嫁は、今思えばもっともっと辛かっただろうと思います。私は、まだ島民や診療所スタッフと話をしたりすることが多かったのですが、嫁は日中一人でしかも妊婦でした。赴任当初は、よく夫婦で喧嘩をしておりました。その中で、島のスタッフの助けもあって県外から来ている若い人たち同士をつなげてくださったおかげで、島の中での生活も楽しくなってきました。「島の一住民として、皆に支えられながら生活しているのだ。そのためにも、島の住民のために一生懸命、目の前の課題を乗り越えていくしかない」と思うようになりました。島での医療が自分の気持ちを少しずつ変えていったのです。こう言うと格好いいですが、「もうやるしかない！」と開き直っていた部分もあるかと思います。

もちろん、島での医療は常に患者・スタッフと自分の生活スタイルをどううまくコントロールしていくかが難しいし、土日は休診だからいなくて当然という考えも通用しない部分もあります。しかし、何度も繰り返しますが、誰かが島やへき地の医療を支えていく必要はあり、上手に回していく土台やシステムが必要なのではないかと医師三年目でありながら考えるようになりました。なんとなく、このままでは「へき地医療はまずいな」と思っていたのかもしれません。

家庭医・総合医を目指すプログラムが必要だ！

その後、私が赴任する前に大島診療所に勤務されていた原田昌範先生（現 山口県立総合医療センターへき地医療支援部長）に、「山口県でも診療所やへき地医療機関で必要な知識や技術を学ぶプログラムが必要ではないのか」と伝えました。とても快く聞いていただき、『長州総合医・家庭医養成プログラム』という家庭医・総合医を目指すプログラムが急ピッチで作られました。私がへき地に出る前に漠然となりたいと思っていた眼科や形成外科などの専門医の存在ももちろん重要です。しかし、私は島の中で求められる医療を実践していく中で、家庭医・総合医を目指そうと思い、これが大きな人生の転換期となったわけです。

振り返ると島を去る時、住民から「ずっといてほしい」という嬉しいお言葉もいただきました。島でとれた野菜や魚をいただくことも多く、一人の医師ではなく一島民として生活できたことは本当に喜びです。人としての成長がへき地にはあると思います。へき地は医師をステキにするのです。

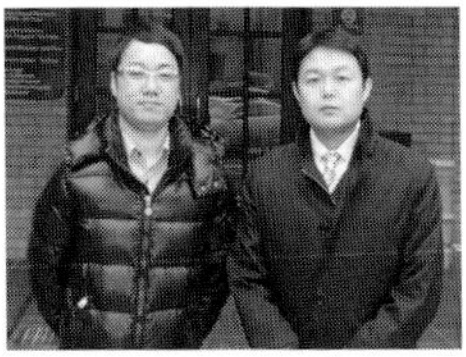
OHSUで上司の原田医師と

一期生として家庭医プログラムにエントリー

島での二年間の勤務を終え、卒後五年目に初期臨床研修先の病院で出来たてホヤホヤの『長州総合医・家庭医養成プログラム』の一期生としてエントリーしました。小児科・内科・緩和ケア・海外の家庭医療（オレゴン健康保健科学大学　ＯＨＳＵ）など多くのことを学びました。卒後六年目からへき地中核病院である周防大島町立東和病院（一二〇床）にて二年間勤務しました。在宅医療等も経験し、三年間のプログラムを修了しました。二〇一五年、無事「家庭医療専門医」の資格を取得することができました。これらの経験は、現在勤務している岩国市立美和病院（六〇床のへき地中核病院）での仕事に役立っていると実感しています。二〇一六年、県外から五期生がプログラムにエントリーし、仲間も徐々に増え、今後は質をどう向上していくかが課題となっています。

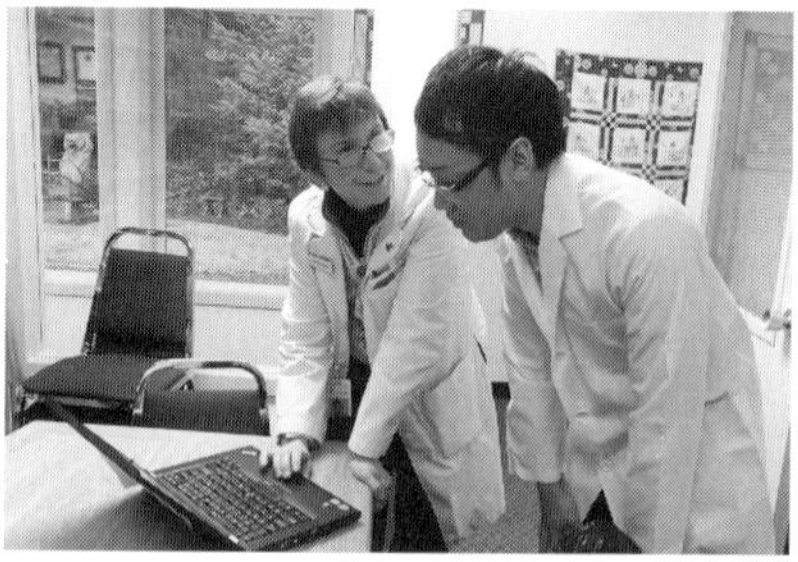

OHSUの指導医と

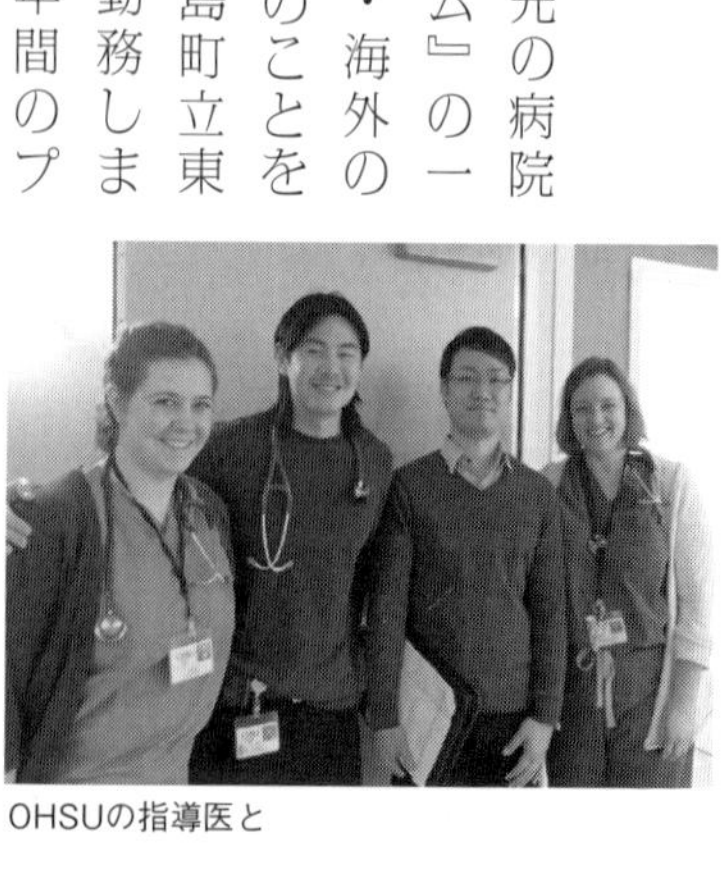

OHSUの指導医と

これからのへき地医療はどうなるのか

この先一〇年、二〇年後、へき地での医師高齢化がますます進み、巷ではへき地医療は崩壊しているかもしれないと言われています。実際、自治医科大学の派遣システムがあるからこそ守られている地域も沢山あります。私が赴任した当初八七〇人（大島）の島人口は徐々に減少し、現在七五〇人程度となっています。年間二〇～三〇人のペースで減少しています。しかしへき地医療は今後重要な位置を占めてくるのは間違いありません。私は、医の原点だと思っていますし、人口が減ってきているとはいえ地域を守ることが、結果として日本国土を守ることになると思っているからです。

一方で、高齢者をむしろへき地から医師が多く集まる地域へ集めたらどうかなどの考えもあります。一人で離島で勤務するのは確かに大変です。実際、九年間の義務が明けると、興味のある専門診療科を学んだり、ブラッシュアップのために県外に出る医師が多いのも事実です。その中で、へき地にいる先生は高齢化し、今後は誰が地域を守るのかと行った問題が必ず出てきます。将来は自治医科大学だけでなく、皆でへき地を支えるシステムが必要だと思います。その土台を作っていかないと、結果としてへき地の患者さんにご迷惑をおかけすることになると思います。

この本を手にとってくださった方がへき地の現状を知り、さらに日本の将来のためにもへき地医療を支える方が少しでも増えていく起爆剤になってほしいと思います。私からの切なる願いです。

実際に地域に出ると、そこにいる人たちの家庭環境・家族構成も見えてきますので、名前も自然に覚え、近い関係になります。医療を実践していく上で、治療だけでなく家族背景を知ることはとても大切です。それは離島だけでなく、義務内でさまざまなへき地医療を経験したからそう感じたのだと思います。義務でなければ、へき地で働くことはきっとなかったでしょう。若いうちにへき地に出ることは賛否両論ありますが、大病院や恵まれた環境で育った医師のどれだけが、へき地に自ら進んでいくでしょうか？ まず行かないと思います。いろいろな不安もあるからだと思います。だからこそ、さまざまな病院の先生をつなげるシステムや土台を作り、へき地を守らないといけないと思います。

確かに島やへき地でも、いろいろな検査や手術もできて治療を完結できることは理想だと思いますが、医療資源も限られており、現実的ではありません。各へき地が抱える現状や課題は、実際そこで働いたものにしかわからないことがたくさんあります。私もへき地で楽しかったこと、辛かったこと、もっとこうすればよかったなど、実際に経験したからこそ伝え

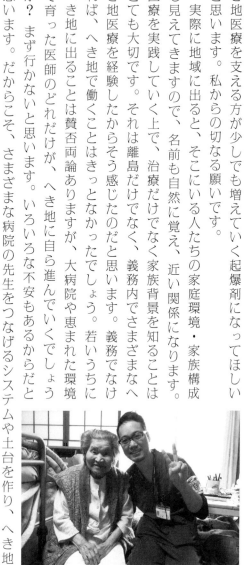

医師８年目（現在）の往診風景

られるものがあります。これからは、この思いを胸に、知識・技術レベルの向上はもちろん、いろいろなことに挑戦する気持ちを持ち続けていきたいと思います

ただそう思わせてくれたのは、自治医科大学のシステムだったと思うし、義務年限後は将来の山口県で「今求められるへき地医療のあり方は何か？」をしっかり考え、これからも研鑽を積んでいきたいと思います。

最後に、このような執筆の機会をくださった公益社団法人地域医療振興協会に心から感謝いたします。ありがとうございました。

（山口県　岩国市立美和病院）

へき地・離島は人（医師）を素敵にする

小野原貴之

佐賀県最北端の離島　加唐島

私が住む加唐《から》島は、透明なイカで有名な呼子から定期船「かから丸」で約二〇分の離島で、南北約三・二キロメートル、周囲約一二キロメートルの細長い島です。定期船「かから丸」は加唐港と呼子港を一日四往復し、島民の重要な交通手段となっています。冬の玄界灘は時化になることも珍しくなく、波高が高い日は欠航になることもあります。

加唐島は佐賀県最北端の島で、島の最北端からは壱岐がすぐそこに、天気が良ければ対馬も見ることができます（ＰＭ二・五の影響で見られない日が多いですが……）。島の集落は南側の加唐漁港、北側の大泊漁港を中心に二ヵ所あり、漁協や小中学校、診療所、定期船発着所などの生活の拠点は加唐漁港の周辺に位置しています。島の人口は二〇一〇年現在一八四人となっていますが、実際のところは一三〇人程度といったところでしょうか。以前は漁業で生計を立てている方が多くいましたが、燃油費の高騰や魚価の低下に伴い、徐々に衰退し、いわゆる漁業の「跡継ぎ」をすることが困難となり、数年前より若い人が職を求めて島を出てしまいました。高齢化に伴う独居老人、老老介護の増加は身にしみて感じています。イノシシの増加が問題となっており、人口の減少とは裏腹にイノシシは増加の一途をたどっています。実は加唐島はイヌがいない島で、代わりにネコがたくさんおり、一部では「ネコの島」と言われているほどです。ツバキ油や一の塩、アカモクが有名で島の特産品として知られています。

加唐島はそのほとんどの行事を島全体をあげて行います。そのうち体育祭・文化祭は加唐島保育所、加唐小中学校と合同で行うのですが、児童生徒数が非常に少なく、加唐島保育所は四名、加唐小中学校は小学校二名、中学校二名の計四名しかいません。その分手作り感満載で、一つ一つに思い入れがあります。私の長女も加唐島保育所にお世話になっているのですが、感動の連続で涙なしにステージを観ることはできませんでした。また毎年六月の第一土曜日に開催される武寧王《ぶねいおう》誕生祭は多くの観光客が来島されます。私も赴任するまで知らなかったのですが、加唐島は朝鮮半島の古代国家百済の武寧王（第二五代王）が誕生した島だそうです。そのため日本のみならず韓国の観光客の方も来島される島の一大イベントとなっています。

唐津市加唐島診療所へ赴任

私が唐津市加唐島診療所に赴任したのは二〇一四年四月、医師四年目の春でした。佐賀大学医学部附属病院、佐賀県医療センター好生館で初期研修二年を行った後に、佐賀県医療センター好生館救命救急センターで救急医として一年研修を行い、赴任しました。実は佐賀県の場合は救急医が非常に少なく、救急医としてキャリアを積む話もあったのですが、私は自治医科大学に入学したころから絶対にへき地・離島で医者をしたいと思っておりましたので、県庁の方と協議した結果、離島に行かせていただくことになりました。この選択は今振り返っても本当に間違っていなかったと自信を持って言えます。今まで大病院勤務しか経験がありませんでしたので「紹介される側」にいた自分が、「紹介する側」となったことで医療に対する視野を拡げることができました。医師三年目を救命救急センターで勤務していたこともあり、まずは島のスピードに驚愕しました。本当にゆったりと時が流れているような感じがして、家族との時間を多く割くことができたことは非常に良かったと感じています。またこれまでは日々の業務に忙殺され、患者さんとゆっくり話すこともあまりできていなかったと自分の診療態度を改めるいい機会となりました。加唐島診療所に来てからは本当に患者さんと話す時間が増え、一住民としてより深く島民の生活を知ることができたと思っています。

唐津市加唐島診療所の日常

　加唐島診療所は島唯一の医療機関であり、医師一人、看護師一人、事務職員一人の計三人が働いています。通常業務は高血圧、脂質異常症、糖尿病などの生活習慣病、慢性疾患の投薬が基本ですが、急患対応や往診も行っています。またお看取りも経験させていただきました。毎週木曜日には隣島の松島に漁船で訪問診療に行っており、二つの島の診療所を兼務していることになります。毎年六月から八月にかけて住民検診も行っており、それ以外にも加唐島保育所、加唐小中学校の学校医の仕事や予防接種、介護保険主治医意見書の作成などの業務もあります。特に検診については早期発見、予防医学の観点から非常に重要視しており、より綿密に診察、検査を行うようにしています。

　診療所は一階が診療所、二階が医師住宅となっており、診療所内にはX線装置（透視）、心電図、超音波検査器、上部消化管内視鏡、牽引器具などがあります。また、ある程度の急患にも対応できるよう点滴や縫合セットも常備してあります。しかし、血液検査や精密の尿検査などは診療所ではできず、午前に採取して午後一時の便に乗せて、夕方五時以降にＦＡＸで結果を知るという形をとっています。そのため本土に紹介しないといけないような患者さん

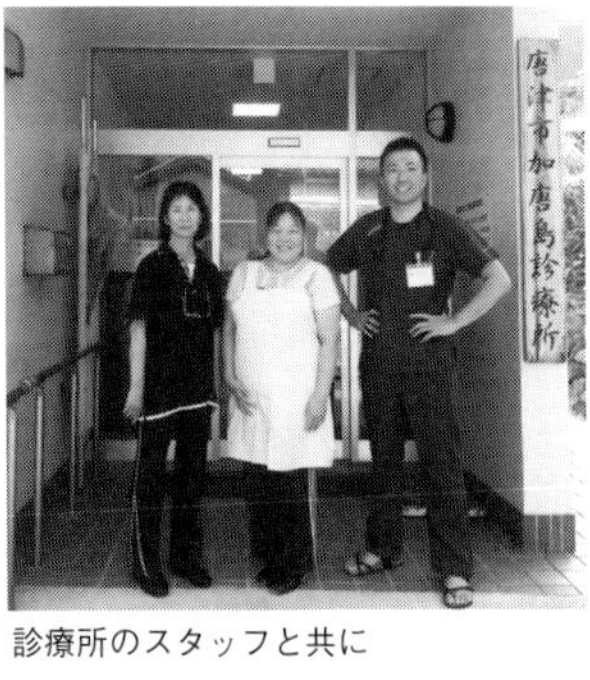

診療所のスタッフと共に

の場合は血液検査をしたところで、その結果を判断材料にはできません。また、今では当たり前になっているCTやMRIなどの装置は当然なく、「何となくおかしい」「何か嫌な感じがする」といった第六感的な要素も重要ではないかと考えています。もちろん五感をフルに使って診察した上での話ですが。

基本は前述したような定期受診の方が多いのですが、やはり急患も発生します。私が赴任した二〇一四年四月以降ドクターヘリ要請を計一〇件行いました。それ以外にも船搬送を六件と、加唐島のような小さい規模の島であっても、ある一定数の急患は存在します。加唐島診療所は酸素や薬剤に限りがあるため、搬送方法は非常に熟慮を要します。また無床診療所であるため、基本的に入院加療ができないことから、入院が必要な患者は全例紹介することになっています。急患が発生した場合、適応を見極めてドクターヘリの要請を行うようにし、島民にもドクターヘリを認知してもらうよう努力しています。

理想と現実（離島医療に対する私のスタンス）

現在、後期高齢者の医療費は原則一割負担となっていますが、交通費はそうではありません。島民にとって島外に出ることは時間的問題以上に金銭的な問題がのしかかってきます。簡単に紹介するとはいっても、金銭的な問題で医療費が家計を圧迫するということでは元も子もないと私は考えており、島内で完結できることはしてあげたいというスタンスで医療を行ってきました。一例を挙げると、定期船に乗っている間より短い時間で胃カメラは済みますし、その分島内で胃カメラを行えば交通費も余分に払う必要もありません。そういう島民の生活を身近に感じることができるのも離島医療の魅力と考えます。

また島民の方からの感謝は本当にストレートであり、例えば紹介状一つにしても私が大したことないと思っている仕事であっても、非常に感謝してくださいます。このようないわゆる「人間くささ」が大好きであり、私が離島医療を楽しんでやれている最大の要因となっています。

今後について

最近ある雑誌に「『地元医師』、大病院の医師より信頼」という記事が載っていました。この記事によると顔が見える身近な医師への信頼が高いとのことで、いわゆるかかりつけ医への信頼度が高まってきたと考えられます。われわれ自治医科大学卒業生は医師としてへき地・離島に赴任することになりますが、そういった地域での信頼を勝ち取り、より一層努力しなければいけないと考えています。

私はこの加唐島で過ごした二年間で、本当に一人の人間としても医師としても成長させていただきました。「患者さんのために」という言葉を真に考える機会をいただき、その責任の重さも考えることができました。へき地・離島で働くことは決して楽な仕事ではないかもしれませんし、確かに大変なことも多いです。しかし、まず自分が楽しみ、島での生活を満喫できることが大切なのではないでしょうか。自分が笑顔でなければ、患者さんを笑顔にはできません。

今後私たちが予想しているよりもっと早い速度で高齢化が進むことでしょう。しかしそのような中でも、へき地・離島のニーズにあった独自の医療を求められ実践していきたいと考えています。表題の「へき地・離島は人（医師）を素敵にする」は、実は大学時代のラグビー部の先輩の言葉です。自己満足かもしれませんが、その意味が少しは分かった気がします。その地域に住んでいる住民だけでなく、今後同じような道を歩む後輩、あるいは自分を一番近くで見てくれている家族、同僚・友人などから素敵な人（医師）と思ってもらえるよう研鑽を積まないといけません。

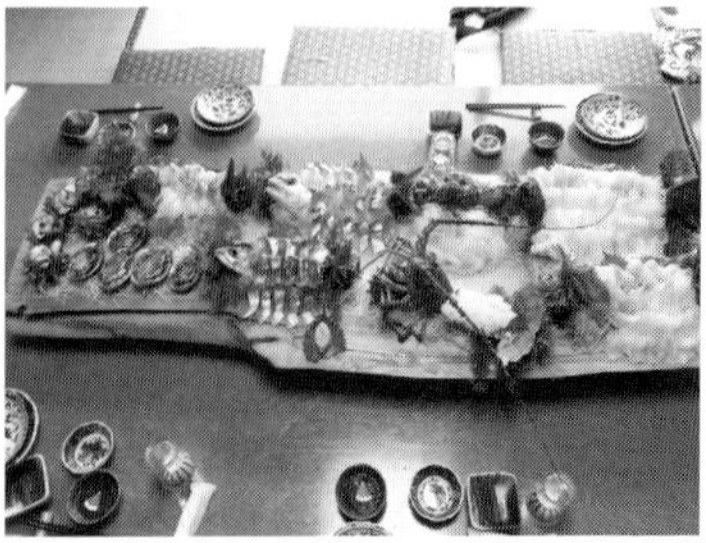
加唐島の民宿での料理

今は「加唐島専門医」でいられることを幸せに思います。「医療の谷間に灯をともし」、より一層大好きな地域医療に邁進していきたいと思います。

（佐賀県　唐津市加唐島診療所）

上五島における医療

堀川修一

新上五島町は長崎県の五島列島の北に位置する人口二万人、高齢化率三三・四パーセントの島である。いわゆる日本全体における二〇二五年問題を先に経験していると考えてよい。私が外科として勤務する上五島病院は病床数一八六床でCT・MRI・内視鏡・手術室を備えた病院である。この小さい生活圏を守る一～二次医療機関である。

開業医はなく、公立診療所が数か所あるだけのこの生活圏における、われわれの医療の役割は、予防医学、検診・健診、診断、治療、療養、そして看取りまでさまざまである。

医師として三年目でこの地に来て、研修を挟んで今年で早くも医師九年目となった。多くの時間をここで過ごし、たくさんの知識そして考え方を学んできた。今振り返ってみると多くのことを一人ひとりの患者さん、そしてその家族から教わってきた。思い出深い患者さんを振り返りながら、今まで学んできたことを言葉にしてみよ

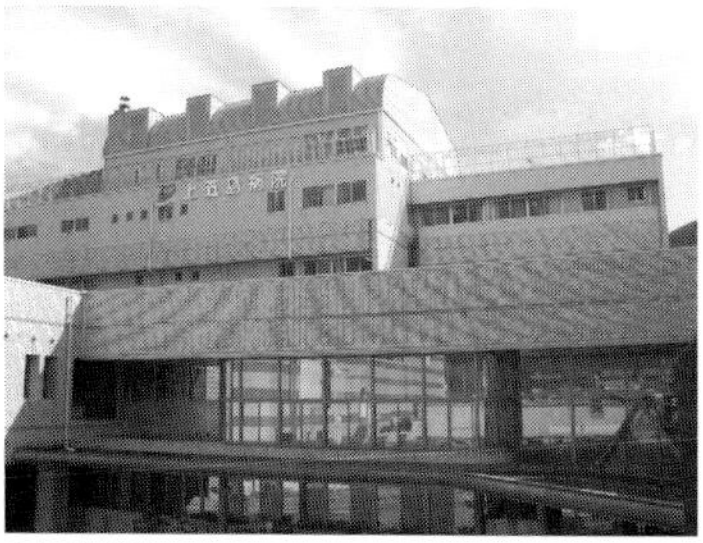

上五島病院

うと思う。

出会い

離島にきて三年目の夏に、Ａさんとので出会ったのは検査・治療目的の入院であった。Ａさんは上五島病院から車で四〇分のところに住んでいる。バスだと約一時間程度はかかる場所にお住まいであった。診療所で体重減少の検査で入院の方針となる。Ａさんはいたって元気な九一歳。ＡＤＬも自立している。入院・検査の結果、遠隔転移のない進行直腸癌・胃癌を認める。超高齢ではあるが、とても元気。実際に島の外科の手術する方の平均年齢は八〇歳を超えていると思う。それほど驚くべきことでもないのであるが、そんな高齢になれてきているものの同時手術となるので家族・本人へも十分に説明を行った。術後の経過はよく、手術後二時間から座ってうがいをするなど、早期離床を図った。高齢者だからこそ、そして同一態勢・安静による筋力低下、不快感から生じるせん妄などを最低限に抑えるため医師、看護師、理学療法士で協力しあいながら当院で行っているプロトコールがある。Ａさんは術後の経過もよく、約一ヵ月のリハビリを行った上で元気に自宅へ独歩退院となった。

再発の診断とその治療方針

直腸は漿膜浸潤を伴う進行直腸がんであり、残念ながら手術後一年六ヵ月で局所再発を来してしまう。さすがにAさんは九三歳であり、再手術となると人工肛門となることも説明するも本人の生き様としてそれは頑として受け入れることはできないと。そこで癌と付き合う生活がスタートとなる。

実際にはガイドラインといったものからすると切除することで予後が伸びる可能性があることは重々説明するも、やはり九〇年生きてきた方の考え方を崩すほどのものではなかった。今は疾患別にはガイドラインがあるが、高齢者にあたってはその明確で的確な基準がない。今はEBM、ガイドラインに準拠してという医療・医学を中心に教育されてきている。しかし、その人の生活を考慮しながら、ガイドラインを踏まえてその人の治療を決定していくことは実際にこのような場で診療しないとなかなかイメージできないものであろう。島内唯一の入院施設がある上五島病院ではこの治療方針の提示、決定、そしてその後の治療と経過のフォローに至るまで一括して診療にあたるという点では都会とは全く違う独特の医療スタイルであり、重責の中にも医療のやりがいを感じる。

症状の進行とともに

高齢といってもやはり癌の進行はとどまることなく、当初症状がなかったものの徐々に直腸の狭窄を呈するようになってくる。局所切除して人工肛門による生活よりも本人の負担を軽減するということを一番とし、直腸ステント留置術を行う方針とした。この治療方針にいたるまでには当初から治療に介入しておりずっと継続して治療を行っているからこそ選択できた。幸いさほど大きなトラブルもなく退院となるも体力の低下は隠せず、今後の生活支援の準備に関しても説明を行った。

初めての訪問診療

徐々に車四〇分の移動も難しくなり病院・診療所への通院困難となった。それでもAさんは自宅がいいと強く願った。在宅療養を選択したが、この時に問題となるのが〝不安〟である。本人も家族も「何かあったらどうしよう、栄養はどうしよう、痛みが来たらどうしよう」など多くに不安を感じる。本人の不安を払拭する役割が家族には必要だと思うが、このような状態になると家族も一緒に不安が増強してくる。その不安を解消する方法が家族には必要であり、その一つの手段として訪問看護を提案した。日常目線で感じる不安を看護師がくみ取り、夜間に生じた急変の相談が容易になることで家族の不安軽減を期待した。

しばらくして、私が訪問診療に行った際に自宅希望の理由がとてもよく分かった。家からは目の前の海が一望でき、その景色は圧巻。病院の天井と住宅が見える景色とは違い、そこは住み慣れた生活をしてきた場所であり、私自身もこの景色なら家に帰りたくなる気持ちが一瞬で理解できた。Aさんも倦怠感が相当あったと思うが、診察中は普段どおりのお話好きで、笑顔もあふれる様子だった。病院で過ごされる療養の時間とは異なる、自宅だからこそできる療養の時間だなと感じることができた。

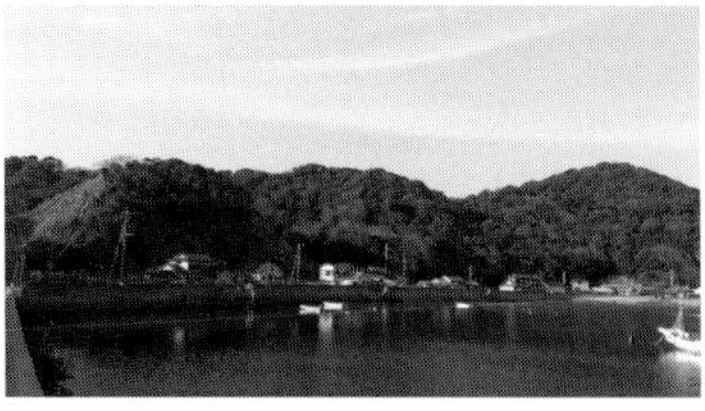

Aさんの家から見える上五島の海

家族のレスパイト

主介護者が娘さん一人であったためにAさんの体調が悪化するにつれて介護疲れも顕在化してくる。医師・看護師として患者さんばかり注意しがちであるが、在宅医療における最も重要なポイントがここにある。ショートステイ・入院などを利用したが、初めの数日でやはり自宅に帰りたい思いが強くなり、短期間のレスパイトを繰り返した。

多職種連携

緩和医療における医師の役割は非常に限られている。私が考える一番の役割は情報を整理し取りまとめることであると考えている。そのために、入院を契機に医師、看護師、MSW、社会福祉協議会、ケアマネージャー、家族を交えてお話をした。本人が不安を感じないように、笑顔を少しでも長く得るために家族を含めた多職種に今後の起こりうることを説明し、急変にも備えるようにしている。緩和領域における医療は決して特別なものでなく、その閾値は先入観で高くなっていることが多い。時間と繰り返す説明でその先入観は解消できることも時々経験する。

Cure と Care、ギアチェンジ

再発した時点から Cure と Care を織り交ぜた医療を行ってきた。少なくとも私が学生時代は Cure 中心の医療を学ぶ機会が多く、Care のための考え方などは教わった記憶があまりない。こういった緩和の本もたくさんあるが、やはり Care に関しては、実際にその場でないと分からないことがたくさんある。また、家族への Care の重要性を早い段階から少しずつ考えてもらうようにすることも大切なステップであると思う。このようなギアチェンジは決して

本では学べないと思う。

Aさんの病態が悪化し始めのころ貧血が悪化し倦怠感が増強した時期があった。改善を期待して輸血治療を行ったことがあった。しばらくして、この輸血が本人には苦痛に感じたとのことであった。Careは本人・家族と相談した上で納得したものでなくてはならない。検査結果を考慮して治療をしてきた医師にとってはギアチェンジのタイミングがとても難しく感じる。Aさんの場合にはこのことを考慮して、ギアチェンジを行い、以後は検査結果よりも本人の症状に応じた治療を行うことをこれまでよりも重要視した。

急な連絡

ショートステイ利用中に心肺停止の連絡が入った。いつかは来ると分かりながらも予想が立たない状態であった。診察に行くと、Aさんは安らかな顔をしており、周囲の家族も穏やかな表情でこれまでの経過を振り返ったようにお話をされた。急な経過であったことは残念ではあったが、家族の方が落ち着いて最期の時間を過ごされたことにほっとしたところもあった。

その後の家族とのお付き合い

娘さんとは病院で何度かお話をする機会があった。娘さんのAさんに対する思い、やりとげた感、きつかったことなどを聞かせてもらった。急な経過であったが、そのことに関する後悔は全くなく、今ごろAさんは天国で笑って見守ってくれていると思うと話された時にはとても嬉しく感じた。

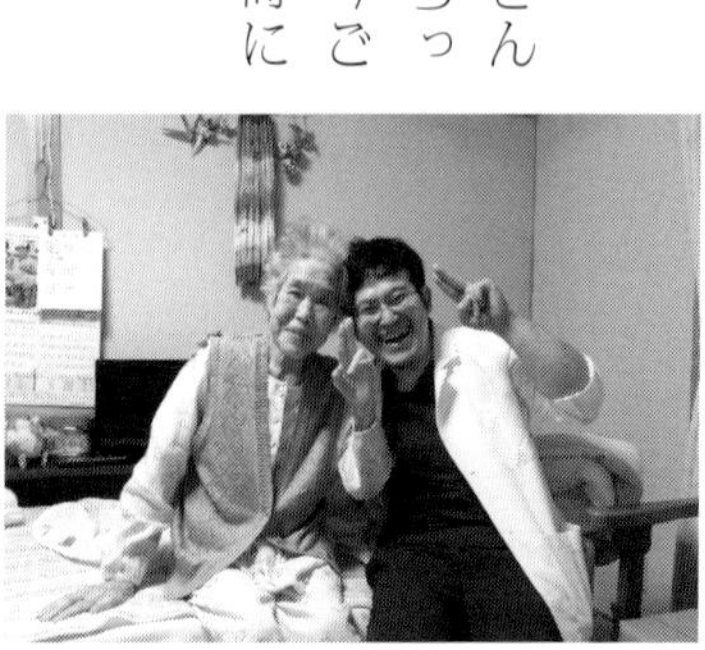
Aさんと

終わりに

医学生のころに学んできた医学の先にある医療はさまざまなものがある。テクノロジーが進歩していく先端医療ばかりでなく、今後高齢化が加速する日本においてはこのような医療形態も必要である。上五島のような地域からこの医療を発信していかれれば面白いと思う。

最後にAさんのご冥福をお祈りします。

（長崎県　長崎県上五島病院）

第三章

座談会「地域医療って、おもしろい」

座談会「地域医療って、おもしろい」

参加者（発言順）：

十枝めぐみ（香川一三期）綾川町国保綾上診療所
—四国の山間へき地の立場から—

小泉　圭吾（三重二六期）鳥羽市立神島診療所
—離島の立場から—

伊左次　悟（岐阜二六期）県北西部地域医療センター
—本州のへき地の立場から—

中村　泰之（滋賀一七期）米原市地域包括医療福祉センター
—地域医療振興協会の複合施設の立場から—

髙橋　潤（山形一四期）公立置賜総合病院
—地域の中核病院の立場から—

原田　昌範（山口二三期）山口県立総合医療センター
—県のへき地医療支援機構の立場から—

司　会：折茂賢一郎（群馬七期）公益社団法人地域医療振興協会　常務理事

四国の山間へき地の立場から

折茂賢一郎（司会）　今日は地域で長く頑張っていらっしゃる先生方に集まっていただきました。自治医科大学ができてもう四十数年が経過したわけですが、これまでの地域医療を振り返り、今後の地域医療はどのように展開したらいいのかということを話し合いたいと思います。

司会を務めさせていただきます私は自治医科大学七期卒業で、現在地域医療振興協会の常務理事という役に就いています。では簡単に自己紹介からお願いします。

十枝めぐみ　香川県の一三期で、義務年限の七年目の時に旧綾上町の国保の二つの診療所の所長として赴任して、その間義務年限内に一人子どもを生みました。旧綾上町は当初、診療所には医者さえいてくれればいいという感じでしたが、それでは面白くないので、在宅医療などを積極的に進めていったところ診療所の収入も上がりましたし、保健・医療・福祉が連携して、もっと住みやすい町にするお手伝いがしたいということをどんどん発信していくと、役場の人や議員さんの中に同調してくれる人が出てきました。義務後、どうするかという時に町内に総合施設を作りたいと私が言い出しっぺになり、議員さんと一緒に福井

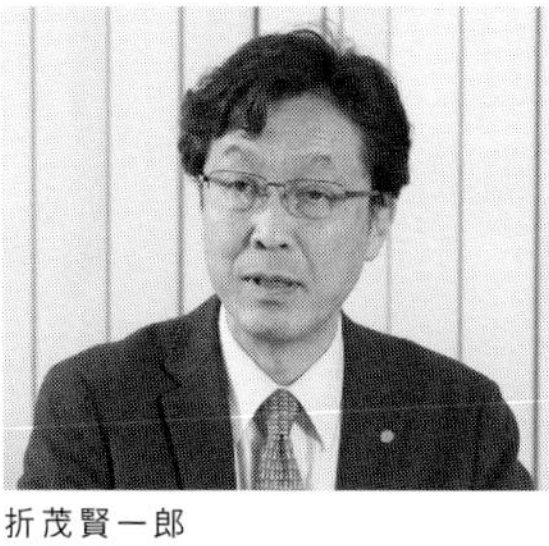

折茂賢一郎

県名田庄村（現おおい町）の中村伸一先生のところなどを見学に行ったりして、総合施設を作る機運が高まりました。総合施設を作るから残ってください、という話になったので、義務年限が明けてもそのまま綾上町に就職して、今に至ります。その間きちんと産休もとり三人の子どもを育てながら、診療所長として頑張ってきました。一〇年前には市町村合併で隣の町と合併して町が変わりましたが、診療所は存続しています。

平成一四年に総合施設を開設する際に、地区内の二ヵ所の診療所を一緒に運営することになり、香川県の義務年限内の先生の配置もいただいて、医師二人体制で三つの診療所をまかなってきましたが、五年前からは義務年限の先生の配置がなくなって私一人になり、真ん中の綾上診療所は私が担当し、他の二ヵ所については一方は陶病院からの応援、もう一方は県立中央病院からの応援で週一日ずつ開いているという状況です。

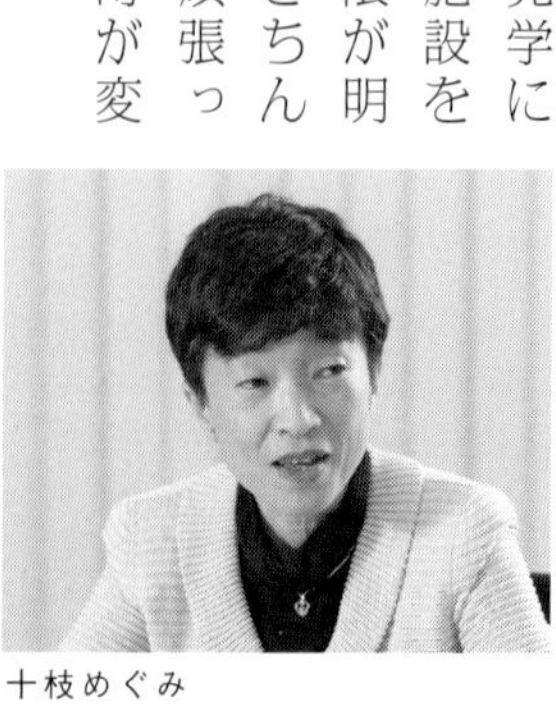
十枝めぐみ

折茂　総合施設というのはどんな感じですか。

十枝　旧綾上町のときには、保健センターとヘルパーステーションが中に入っていたので保健師さんやヘルパーさん、栄養士さんもいて一緒に活動していましたが、合併後は、保健師さんが一人いるのみでヘルパーさんは全員引き上げられてしまって、今はもう総合施設としてはあまり機能していません。でもトレーニングルームや多目的スペースを備えているので、保健事業としての運動教室や、介護保険のリハビリなどは実施しています。

折茂　では合併によってそれまであった総合的機能が少しずつ無くされてしまったのですね

十枝　そうですね。最初はせっかくの総合施設のいい点が失われていくのが非常に辛かったのですが、今は逆手にとって子どもたちの体操教室を始めたり、いろいろなことをやっています。

折茂　人口は今どのくらいですか。

十枝　私が赴任したときには七千人だった旧綾上町が、今は六千二百～六千三百人に減っていると思います。隣町の綾南町と合併したのですが、綾南町が現在一万九千人くらいなので、両方で二万六千人くらいの町になっています。

折茂　ありがとうございました。次は小泉先生、よろしくお願いします。

離島の立場から

小泉圭吾　三重県二六期の小泉です。卒業して一三年なので義務年限は終わっていますが、県庁の職員として派遣という形で働いています。働いている神島は、本土から船で五〇分くらいのところなので、全国の離島に比べたら恵まれたところにあると思います。

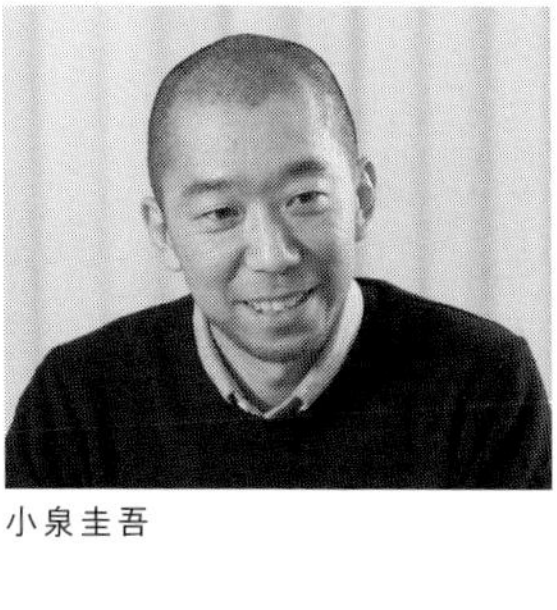

小泉圭吾

私は神島に卒後七年目に一度赴任して四年間勤務し、そのあと二年間は地域医療振興協会の東京北社会保険病院（現東京北医療センター）で一年間勤務、次の一年間を全国のへルプという形でへき地・離島を回らせていただき、また今神島に戻っています。

神島は人口が四百人で、数十年後には消滅してしまう可能性のあるところです。でもそこで生きている住民たちが何とか幸せに暮らせるようにといろいろやっています。島にはデイサービスやショートステイができる施設がありませんので、高齢者にできるかぎり長く島で生活できるようにと、ＮＰＯをつくり空き家を改築しました。一人暮らしが難しくなってきた高齢者たちを集めて一緒にごはんをつくるとか、カラオケやお話をしてサロンのように使うとか、家族の介護が難しい場合に一時預かるといった取り組みをしています。

折茂　託老所のような考え方ですか。

小泉　そうですね、今、高齢化率が五〇パーセントを超えていますので、年寄りを若年寄りがどのようにみていくかという若年寄り教育をやっています。

折茂　患者さんは一日にどのくらいですか。

小泉　平均すると大体二〇人くらいですね。でも幅があって四〇～五〇人来るときもあれば、天気が悪いときは二～三人というときもあります。

折茂　住民は四百人しかいないのに結構来るのですね。ほぼ全員がかかっている感じですか。

小泉　そうですね、カルテベースでいくと三〇〇人くらいはいます。余程私のことを嫌ってない限りは来てくれます（笑）。

折茂　ありがとうございます。では伊左次先生、お願いします。

本州のへき地の立場から

伊左次悟　私は義務年限で卒後三年目から今の岐阜県白川村の診療所に勤務しています。白川村は世界遺産白川郷のある村です。そこに白川診療所と平瀬診療所の二つがあって、私は一人で両方を兼務する形で赴任しました。学生のときや研修医時代に揖斐郡北西部地域医療センターで実習を受けましたが、白川村へ赴任してからも年に一～二回は同センターへ勉強に行ったりして、何とか一人で頑張る方法を模索しながらやっていました。一〇年目を迎えた頃に正直なところ少し行き詰まりを感じ、どうしようかと考えていましたが、一一年目の今年になって、近隣の二市一村が一緒になって一つの中規模病院と八つのへき地診療所を県北西部地域医療センターとして運営することになりました。そこに白川村にいる立場のまま加わることになりました。

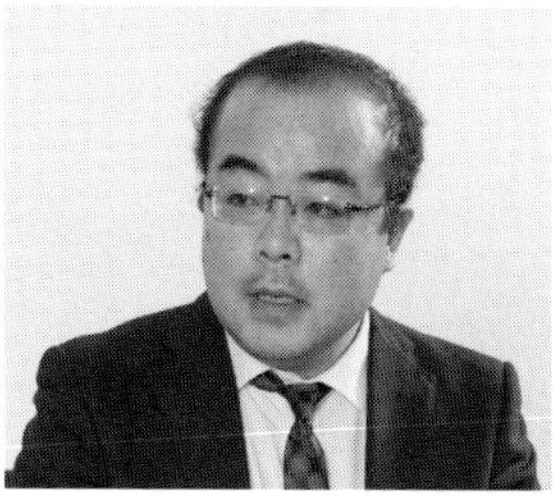

伊左次悟

折茂　では基本は白川村の診療所ということですね。

伊左次　県北西部地域医療センターの中の白川村の診療所の所長という立場です。ただ人は行き来していて、これまでは私一人の診療所でしたが、非常勤の先生が三人になり、週に何日か半日は医師二人体制になるので、一緒に外来の振り返りをしたり、診療以外の仕事もできるようになりました。

折茂　逆に先生も別のところに支援に行ったりしているのですか。

伊左次　そうです。基幹病院に研修にも行っていますし、二四時間体制の診療所の当直に行ったりもしています。

折茂　病院のほうは医師の数は多いのですか。

伊左次　自治医大卒業生でセンター基幹病院に所属しているのは三人ですが、もともとその病院にいらっしゃった先生も数人います。

折茂　皆さん、県の身分なのですか。

伊左次　県が調整役になって方向性を示し、その中で二市一村でやっているので、今は二市一村の職員がお互いに連携している状況です。

折茂　では先生は白川村の職員なのですね。

伊左次　はい。県から自治医大の義務年限の派遣になっている立場の人もいるし、義務が終わって自治体の職員になっている人もいるし、バラバラです。

折茂　今まで点でやっていたのを、面として地域をカバーしようというのを県が主導しているのですね。素晴らしいですね。
　ありがとうございました。では中村先生、お願いします。

協会の複合施設の立場から

中村泰之　私は滋賀県の一七期です。卒業して義務年限中は六年間、現在の長浜市の診療所にいて、義務年限が終わる一年前から畑野秀樹先生と一緒に地域包括ケアセンターいぶきの立ち上げをしました。そのときから地域医療振興協会の職員となり、一〇年になります。

　地域包括ケアセンターいぶきは、介護老人保健施設を併設する無床診療所と三つの出張診療所を運営する形で開設しました。さらに居宅介護支援事業所の業務を始め、訪問看護ステーション等も開始し、総合的な施設となりました。

　そのうちに、県内の施設への自治医大生の卒業生の派遣が次々と絶たれる状態になりました。そこで五年ほど前に国保診療所の近江診療所を地域包括ケアセンターいぶきの診療所として、協会

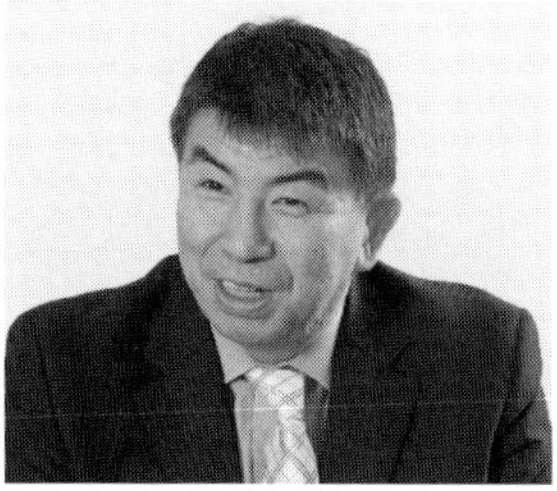

中村泰之

が指定管理者となりました。また同じ五年前ほど前から長浜市の診療所の支援をしてきました。その診療所は今年の四月から西浅井地区診療所（永原診療所・塩津診療所・永原診療所菅浦出張診療所）として協会が運営を開始しました。

そして昨年の一〇月からは近江診療所の近くにある米原診療所も引き受けることになり、米原市地域包括医療福祉センターを立ち上げることとなりました。

地域包括ケアセンターいぶきが立地しているところは伊吹山の麓でかなり高齢者の多い地域です。老健を持ちながら高齢者の在宅医療に力を入れ、医師二人で一〇〇名の患者に月一七〇件くらいの往診をしながら、在宅看取りをしていました。しかし、在宅医療に取り組んでいる中で、高齢者だけではなく小児の障害児の在宅も何とかしたいと考えるようになり、少しずつ広げていました。そして今回の米原市地域包括医療福祉センターの施設に、児童発達支援センターと病児病後児保育を診療所と一体的にやってほしいという要請が市のほうからあり、四月から始めました。今は障害児のリハビリ、障害児の往診も始まり、近江診療所の高齢者と障害児の往診件数はのべ一五〇件を超えています。

折茂　それを医師一人でやっているのですか？

中村　そうです。

折茂　いぶきも含めると医師は何人で、いくつの診療所をやっているのですか。

中村　医師は四人で、六診療所ですね。

折茂　それに老健と障害児医療もやっている。それをすべて協会で運営しているわけですね。

それはすごいですね。

中村先生、ありがとうございました。それでは髙橋先生、お願いします。

地域の中核病院の立場から

髙橋　潤　山形県一四期の髙橋です。私はもともと外科志望だったので、卒業後外科をストレートで研修して町立病院で勤務。七年目から今いる病院のサテライトの一人診療所に五年間赴任して、そこで義務が明けました。義務が明けたときに町立病院の内科しかオファーがなかったので、外科ではなく内科としてずっとやっています。義務明け後、まず山形県内でも医師不足で困っている最上町立最上病院に一年間勤務、その後月山の麓にある朝日町立病院の内科に勤務し一三年間いました。

そして、平成一二年に長井市、南陽市、川西町、飯豊町の二市二町による一部事務組合立の公立置賜総合病院という五二〇床の病院が開設し、昨年の四月から着任しました。公立置賜総合病院

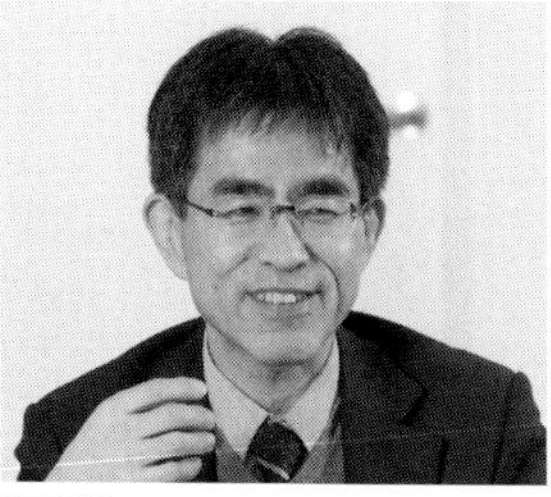

髙橋潤

の院長が山形県の一期生の渋間 久先生で、渋間先生は外科医なので、私が外科の研修中や義務内で赴任していたときに一緒に手術をしたり、お世話になったつながりがありました。今回、新専門医制度が始まるに際して、自治医大の卒業生が義務を果たす中で総合診療専門医を取得できるようなプログラムを公立病院に作りたいということになり、私が呼ばれたのです。そうして昨年の四月から置賜総合病院の総合診療科を一人でやっています。総合診療科の外来は週三回ですが、内科の医師がもともと大学病院の専門分化した専門医が多く、いろいろな患者さんが総合診療科に回ってくるので、一人というのはなかなか難しいです。

折茂　でも楽しくやっている？

高橋　はい。とても楽しいです

折茂　病棟も持ったり当直もしているのですか。

高橋　当直は管理当直だけで、病棟は一〇床です。

折茂　そういう中でプログラムはできそうなのですか。

高橋　日本プライマリ・ケア連合学会のプログラム認定は受けましたが、今の段階では指導医一人につき三人までしか専門医が取得できないので、山口県のように卒業生が全員専門医をとれる状況までもっていくのは難しいです

折茂　ありがとうございました。では山口県の話が出たところで、原田先生、お願いします。

県のへき地医療支援機構の立場から

原田昌範　山口県二三期の原田です。卒業して一六年が経ちました。私は卒業後、小規模離島も含めて七年間へき地へ赴任しました。義務が終わった時に、山口県は医師不足だったのでドクタープール制度ができて私はその一号となりました。そしてドクタープール制度を利用して一年間母校の自治医科大学に戻り、全国のいろいろなプログラムを見に行ったり、自治医大の総合診療の指導医を養成するコースにエントリーしました。その時にオレゴン健康科学大学（ＯＨＳＵ）へも地域医療振興協会を通じて行く機会があり、ＯＨＳＵがへき地で家庭医を育てるというプログラムがあるのを知り、山口県で目指すところはまさにそこだと感じて帰ってきました。

山口県に帰ってからはへき地医療支援部として三つの役割を担いました。一つは診療支援で、これがいちばん大きな柱です。二番目は仕組みづくり。県ともタッグを組みながらへき地に関わる仕組みづくりに参画しています。三番目は次世代の育成。山口県では地元大学に家庭医を育てるというプログラムがなかったので、へき地医療支援部でプログラムを作ろうと考えました。現在、家庭医プログラムができましたので、次の段階としては、義務でへ

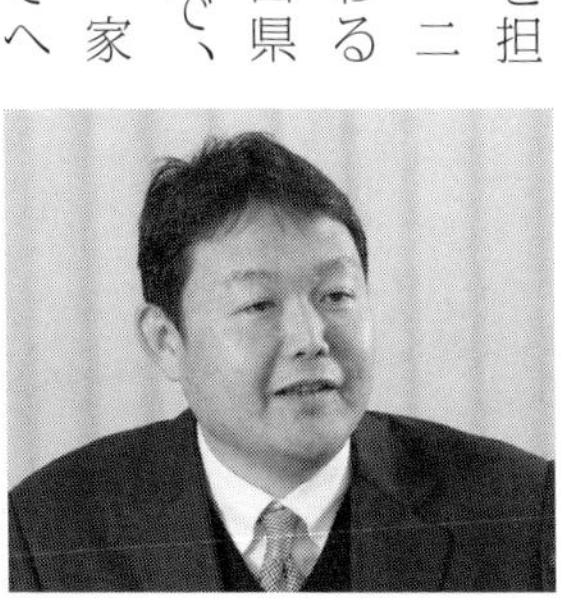
原田昌範

き地に赴任する医師が、そこで働きながら総合診療専門医の資格をとれるように整備をしている最中です。

それから地域医療振興協会の山口県支部長もしていますので、地域医療に興味のある医学生のセミナーを開催したり、へき地に散らばって赴任している卒業生が二ヵ月ごとに集まる機会を作ったり、家庭医プログラムの勉強会を支援したり、協会の支部事業として、山口県は非常にいい形になっていると思っています。

なぜ今自分はそういうことをしているかというと、実は私が義務の七年目に自分の祖父の主治医になることになり、在宅で看取る経験をしました。その時に強く総合医の必要性を感じたのと、その後離島に赴任した時に、自分がいなくなった後にちゃんと次の医者が来てくれる仕組みが非常に大事だと思ったので、仕組みを支える側に携わろうと思い、今、こういう仕事をしています。

現状を考えると、今までへき地で踏ん張ってこられた先生が、体力的に限界であったり、病気になったりして、五年、一〇年の単位ではなく、おそらく数年の単位で大変な状況になっていくだろうということが容易に想像できます。それは山口県に限ったことではなく全国的な問題だと思います。そこに新しい専門医制度ができれば、地域の医師の偏在をさらに加速させるのではないかと、今、危惧しています。それをどうやって乗り越えていくのかというのが、住民と行政と医療従事者が議論していかなければいけない問題だと思っています。

折茂　自治医大の卒業生が義務内で総合診療専門医が取れる仕組みは、もうできたのですか。

原田　大体できました。卒業して二年間の初期研修後、総合診療プログラムにエントリーし、二年間のへき地と一年間の県総合医療センターでの研修で、全員卒後五年で総合診療専門医を取得できるようになります。義務の後半は総合診療専門医として離島やへき地へ赴任。例えば、整形外科などのその他の専門診療科に行きたい人は義務の後半の確保されている一年間の研修期間と義務明け直後の期間で取得してもらうようになります。総合診療専門医はへき地へ赴任する際の質の担保だと考えているので、まずしっかり勉強して総合診療専門医を取得してもらい、それから次のキャリアへ進むという形を考えています。デメリットとしては、九年間の義務内に総合診療専門医しか取得できないということですね。

折茂　でも義務明け後には、取ろうと思えば他の専門医も取れるわけですよね。

原田　そうですね。これまでも自治医大の卒業生は必ずしも義務の間に専門医が取れていたわけではないので、そこは全く変わらないと思っています。でも総合診療専門医は義務内にきちんと取ってそれがベースになります。

髙橋　本当はそうでなくてはいけないと思います。総合診療医というのは医者であるということのベースだと思います。今回、専門医制度が変わって、総合診療専門医が一つの基本領域として認められたわけですが、そうすると他の専門医と同列に並ぶことになります。本来医者は何でも診るというのがスタンスなのに、それが一つの専門として位置付けられると、「何でも診る」というスタンスは自分の専門ではないと考える医者が増えるのではないかと危惧されます。

折茂　一階建てを総合診療専門医にすればよかったということですね。私も同感です。

地域医療振興協会への期待

折茂　原田先生から地域医療振興協会との関わりというお話がありましたが、他の皆さんも協会にこんな支援を求めたいとか、こんなことを期待したいということはありませんか。

十枝　香川県では、現状、勉強会の支援などをしていただいています。一人で診療所にいるので、私もなかなか皆さんと話をする機会がないので、勉強会などで定期的に集まれるのはとてもありがたいと思っています。私の診療所では学生さんの実習の受け入れをしていますが、香川県の自治医大の学生さんは他の大学の卒業生に比べて専門医取得が不利になるのではないかと焦っているのを感じるので、今のお話を聞いていて香川県にもそういうシステムが作れたらいいとうらやましく思いました。

折茂　仕組みづくりができると本当にいいですよね。小泉先生はいかがですか。

小泉　先ほどお話ししたように私は昨年一年間、協会の関係で離島やへき地を回らせてもらいました。神島でやっていた時には自分は案外いいことをやっていると驕った気持ちが多少あったのですが、違う地域を見ることによって、こんなこともできるのか、こういうすごい先生がいるんだと、いうことに気づかされました。それがとても大きかったですね。自分ではなかなか他県に見学に行く機会はありませんが、そういうことで積極的に協会を利用できたらいいと思います。県によっては協会とのつながりが希薄なところもあるようですが、自分が得ることのできた素晴らしい経験を伝え、協会のリソースを利用してもらえるきっかけにしてもらいたいと思います。

折茂　ありがとうございます。伊左次先生はいかがですか。

伊左次　先ほどもお話ししたように、私は協会の施設で、学生・研修医・卒後の義務年限中に研修をさせていただき、そこに集まってくる人たちからも刺激を受けながら、モチベーションをもらいました。またこれは課題として考えているのですが、岐阜県の場合には、非常に面積が広いのと診療所も多く医療圏も結構バラバラなので、若い世代の人たちがなかなか集まる機会がなく、協会が接点のような役割になっていただけるといいのではないかと思います。

折茂　ありがとうございます。髙橋先生、いかがでしょうか。

髙橋　基本的に一番望むことは診療支援です。

折茂　人の支援ということですね。

高橋　それから山形県には協会の施設が全くないので、支部会でもあまり馴染みがない感じがします。

折茂　ぜひ各県に拠点がほしいところですね。

高橋　拠点があると捉え方が変わってくると思うのですが、現状は「同窓会」というイメージがまだあります。

折茂　でも自治医大の学生さんたちの学生懇談会を、毎年ブロック別に開催しているのですが、それによって少しずつ学生さんにも協会というものが浸透してきたのかなと思っています。

地域医療の仕組みを作ろう！

折茂　では最後のテーマになりますが、今後の展望について皆さんにお話しいただきたいと思います。

中村　現在、滋賀県には地域包括ケアセンターいぶき、西浅井地区診療所、米原市地域包括医療福祉センターがあります。自治医大の卒業生だけでなく、他の大学出身の医師が地域医療をしたいというときに、それをバックアップできるようにドクタープール制も実現しようというのが当初の目論見で運営を開始しました。ところがなかなか県との調整がつかず、うまく進んでいないのが現状です。でも実際にこれだけの施設を運営しているわけですから、歯を食いしばって頑張って徐々に力をつけて、仕組みづくりや人材育成につなげていきたいと思っています。それが大きな夢ですね。

折茂 ありがとうございます。原田先生はいかがですか。

原田 われわれのへき地医療支援センターの展望は四つあります。まず一つは「量」です。へき地を直接担う医師だけでなく、それを支える医師を増やしていきたいというのがこれから重要な視点だと思っています。二番目は「質」の担保で、新専門医制度の総合診療専門医が質を担保するチャンスになると思っていますので、そういう仕組みを構築しつつあります。三つめは「へき地医療支援のあり方」ですね。無医地区への支援や代診制度の充実、診療所だけでなく勤務医支援もしていかなければいけないと思っています。四つめとしては、最近変化が著しいと感じているので、「変化に対応できる仕組みづくり」が課題です。

協会への期待としては、ナース・プラクティショナーの育成です。日本ではナース・プラクティショナーというと大きな病院で活躍するイメージがありますが、実はへき地でこそ力が発揮できると私は思っています。ぜひそういう人たちを育ててほしいと思います。またナースについては情報共有の場を協会にセッティングしてもらえるとありがたいと思っています。離島やへき地のナースは外に出る機会がほとんどなく、周りのことを知らないのですね。〇〇県の離島の看護師さんもこういうふうに頑張っているとか、こんな工夫をしているといった情報を共有できれば、「うちだけではないんだ」と思ったり、「うちでもこうしてみよう」と取り入れたりできるのではないかと思います。

それからいちばん期待しているのは教育です。山口県にもプログラムはできましたが、そういう取り組みを始めてまだたかだか二〜三年の話ですので、協会のこれまでの膨大なノウハウの蓄積を活かして、ぜひプログラムの支援をしていただけると非常に心強いと思います。

折茂　ありがとうございます。ナース・プラクティショナーについては、協会では平成二七年度から育成が始まりました。地域の病院のナースにぜひ資格を取ってもらって、地域・へき地で頑張ってもらおうということで育成に取り組んでいます。

中村　ナース・プラクティショナーは、やはり地域の診療所から出して診療所に戻すことこそが大事だと思います。それによって医師が一人で頑張っているような地域の支えになると思うのです。また原田先生がおっしゃったように、へき地・離島などの地域の看護師さんは本当に外を知らないのですね。協会の中では看護師さんの集まる機会がありますので、そこで新しい発見があって皆さん驚かれるようです。それを協会外にももっと拡大したらいいと思います。

十枝　そうしてもらえるとすごく助かります。

原田　息抜きにもなるし、自分の立ち位置も分かるし、「自分たちはすごいいいことをしているんだ」というような勇気も湧くし、モチベーションにつながるかなと思います。

十枝　ぜひお願いします。うちは今ベテランの師長が二人いて、その下に一人ナースがいます。ベテラン二人がもうすぐ定年になるので、次に師長になってもらうわけですが、彼女が自信を持てないでいるので、どこかに勉強に行かせたいと思っていました。そういうプログラムがあったら、ぜひ行かせてあげたいと思います。

折茂　それはいい提案ですね。

では伊左次先生、これからの展望、夢をお願いします。

伊左次　私は今のところで一〇年一人でやっていましたが、センターという仕組みになって、自分よりも一〇学年くらい下の医師とも診療を共有するようになったので、今まで一人でやってきたことをどんどん譲って、さらに下の学年につなげていくことをまずしたいと思っています。今、センターでかなり広範囲の仕事があるので、自分はそちらの仕事に力を入れながら、白川村のことに関しては長期的に必要な保健・福祉の部分のサポートに関わるにとどめ、診療の部分は縮小していく。白川村で一人で頑張っていたときには楽しいつもりでしたが、やはりちょっと辛い、暗い部分もあったかなと感じているので、ハードであっても明るい面を見ながらへき地と楽しく関わっていけるようになりたいと思います。

折茂　その仕組みが今できつつあるということですね。ありがとうございました。小泉先生、いかがですか。

地域医療のマインドを伝えよう！

小泉　今、三重大学と総合診療専門医制度のことでいろいろな関わりを持っているので、これを機会に三重大と自治医大の卒業生と県庁と、それから地域医療振興協会が、みんなで手を取り合ってやっていく地域医療が三重県内で実現できるようにお手伝いしたいというのが大きな夢です。

もう一つは、自分がへき地・離島を回らせていただいて感動したように、「へき地でステキなことをやっている！」と、後輩や研修医が感動するように先輩になりたいなと。議論だけでは研修医や学生はついてこないので、大きな感動を与えられるような魅力あるへき地診療所にしたいなと思っています。いつかは地域医療の見学に来る学生は三重県が一番多くなるように魅力的なものを作っていきたいと思います。

折茂　できそうですか？

小泉　まだ頭の中だけで形をなしていませんが、いろいろな施設や先生から吸収して作り上げていきたいと思います。

折茂　ぜひ頑張ってください。では、髙橋先生、お願いします。

髙橋　先ほどもお話ししたように、「医者だったら何でもするのが当たり前」と考えているので、何でも診られる医者を育成するためにいろいろ伝えていきたい。言ってみれば、医者をみんな総合診療医にするのが私の夢ですね。

それから先日、私が企画して院内で隠岐島前病院の白石吉彦先生の「整形内科・超音波セミナー」の講演会を開催したのですが、生理食塩水を打つと腰の痛いのが治るという話をしたところ、院内の先生方が大勢参加してくれました。呼吸器外科の先生は肩が苦しいからと実際に白石先生に注射をしてもらったら楽になったと実感してくれましたし、皆さん、面白いととても興味をもってくれました。そういう機会をどんどん作って、何でもやれることの面白さを、今、面白くないと思っている人たちに伝える努力をしていきたい。その機会を私が作っていきたいというのが今の思いです。

折茂　素晴らしいですね。それは人材育成にもつながりますね。

髙橋　西のほうにも第二の自治医大みたいなものを作ってしまえば、もっとマインドを伝えていけると思います（笑）。

折茂　それは大きな夢ですね（笑）。頑張らないといけませんね。

では最後に、十枝先生、お願いします。

十枝　私は二〇年、同じ診療所にいて同じ地域の人たちを診ているので、もう「綾上診療所ではなくて十枝診療所でしょう」と言われてしまっていますが、どうして二〇年もいるかというと、やはり楽しかったからです。子どもを育てながら仕事をしていても、「先生、子どもがいるから大変でしょう」とみんなが支えてくれる中で仕事ができるのは、やはり地域の医療機関だからだと思うのですね。そういうことを伝えていくのが私の仕事なのかなと思っています。患者さんは病院の中で生活しているのではなく、診察室の中で生活しているのでもなく、診療所の向こう側で生活しているのだから、向こう側を見ることのできる医者になってほしいというのが医者を目指している若い人たちへの私のメッセージです。それを香川大学の学生さんや自治医大の学生さんや、実習に来てくれる人にずっと伝えていく。だから「たとえ専門医になったとしても、患者さんが家に帰ったときのことを想像できるような医者になってほしい」ということで、実際に患者さんの自宅へ連れて行って見てもらうということを、今、やっています。

それから、地域の子どもの生活習慣病予防に力を入れているので、その子たちが大きくなって、どんなふうになっていくのかを見届けていくのも、今の私の密やかな楽しみです。最初に生活習慣病予防健診をやった子どもたちが一〇年経って、今年二〇歳になりました。今二〇歳になったその子たちの健診をして、予防の効果がどうかを診たり、生活習慣病が始まっている子もいたりして、私は何を教えてきたんだろう…と落ち込んだりしながらやっています。地域でやっていると、やったことの成果が見えるというのが、とても面白いので、そういうところをもっともっと知ってほしいなと思います。

あとは、地域で子どもたちの健康を守ることに力を入れてきたので、私がそうやって力を入れてきた子どもたちの中から、地域のお医者さんになりたいと思ってくれる子が出ないかなぁというのが、すごく楽しみでもあります。「そういう楽しみが持てる地域医療って面白い」というのを学生さんや若い先生たちが感じてくれればいいなと思います。

私は本当に二〇年、毎日楽しく仕事をすることができました。もちろんたまには嫌なこともありますが、でも、それ以上に面白いことがいっぱいあって二〇年続けてこられたので「地域医療って楽しい」というのをもっともっと伝えていきたい。私自身はシステムづくりといったところに関わるのはなかなか難しいですが、でもそういう大きなシステムが目標とするところは、実は「地域医療って面白い」とか「患者さんを診ることが楽しい」と思えるような医者を育てることなので、これからもそういうマインドを伝えられるような仕事ができたらいいなぁというのが私のささやかな夢です。

折茂 皆さんに共通していたのが、伝えて、育てていこうということ。その楽しみ、まぁ苦しみもありますが、それをみんなで伝えて、地域医療を続けていきたいですね。

最後に、協会の地域医療の定義を披露します。「地域医療とは、住民、行政、医療人が一体となって、担当する地域の限られた資源を最大限に活用し、保健医療福祉の包括的なサービスを継続的に計画、実践、評価するプロセス」。これが、協会が考える地域医療です。ここで特に注目してもらいたいのが、最後の「プロセス」という言葉です。市町村合併や人口減少などで地域という概念が大きく変わろうとしています。その変化に対応するのがプロセスなのです。地域医療も変化に対応しなくてはならない。こんなことを頭において、これからまた二〇年、三〇年と頑張っていければと思います。

今日は六人の先生方の生の声が聞けて、またこれからへの思いも聞くことができました。われわれ協会が何をなすべきかというのも見えてきた気がします。

地域医療振興協会もますます頑張りますので、皆さんも全国各地でますます頑張ってください。今日はありがとうございました。

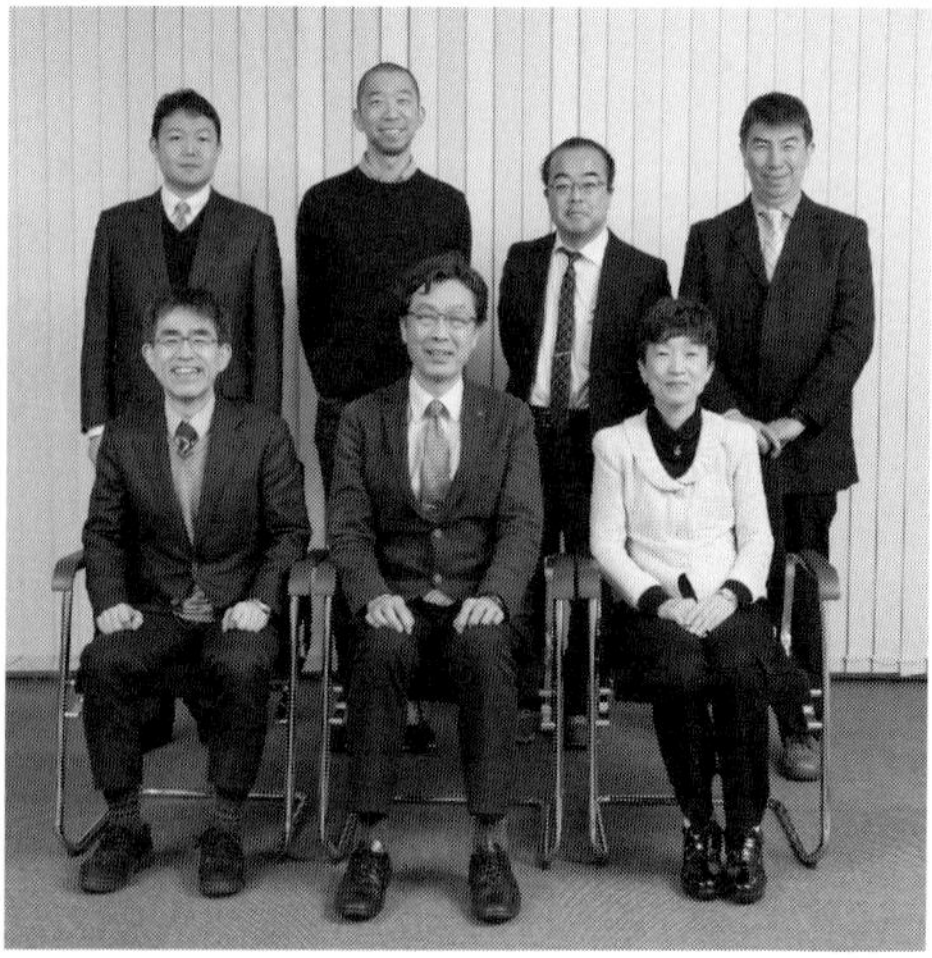

第四章
これからの日本の地域医療

地域医療を担う組織として

吉新通康

無医島へ赴任する医師をバックアップする

平成二八年四月四日、沖縄県八重山郡竹富町黒島。人口は一九五人、牛が三千五百頭、半径二キロメートルほどの小さな島の診療所を公益社団法人地域医療振興協会（以下、協会）が指定管理（公設民営）する「引継ぎ式」と「祝う会」が開かれた。着任したのは吉山直政先生（三二歳）。奥さん、そしてこの春、小学一年生になる娘さん。三人家族で赴任された。場所は違うが、三五年前のわが家も同じようだった。吉山先生は久留米大学の救命救急センターの救急専門医からの離島医療へ転身だ。「祝う会」では黒島婦人会が島の見事な伝統芸能を披露してくれた。老人会の方から「これで安心。島にいつも医師がいてくれる」と歓迎の挨拶があった。町長も「医師確保が大変だった。これで安心」と喜んでおられた。

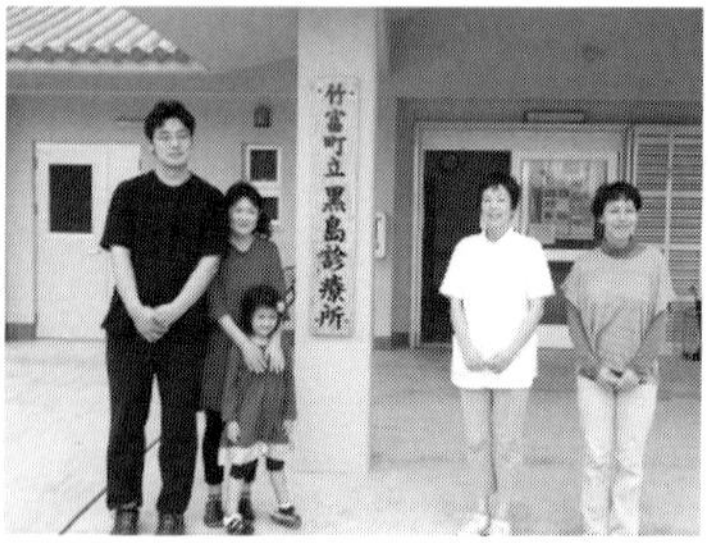

平成28年4月　着任した吉山先生一家と黒島診療所スタッフ

さて、これから先、協会が指定管理で吉山先生とこの小さな黒島の医療を守ることになる。これまでの週二回の非常勤の診療から常勤医体制へと格段の改善である。「医師が安心して島に勤務できる支援体制づくり」が協会の仕事である。沖縄には既に公立久米島病院、与那国町診療所の二ヵ所の施設を指定管理で運営しており、那覇には沖縄県から委託されている協会の「沖縄県地域医療支援センター」がある。まずは吉山先生には、地域に溶け込むこと、「島の一員として生活すること」が大切、休みたいときには休むこと、問題を抱えないこと、などと話した。協会は、支援がうまくいくよういろいろな調整をする必要がある。

協会は設立の趣旨を、「へき地等の医療の確保と質の向上を図りもって地域の振興を図る」としており、雇用力の高い医療の充実での地域おこしを実践してきた。二〇一一年の東日本大震災では協会を挙げて支援を行ったが、それ以降、協会活動の目標を「私たちは日本が元気になるよう、力を合わせ持てる力を最大限に活用し、地域医療に全力で取り組みます」とし、組織を挙げて持てる資源を最大限活用し、女川町や黒川郡など被災地の支援を推進してきた。

今回の黒島診療所は、協会にとっては、南海の小さな地域医療を如何に効率良く実践できるか大きなチャレンジである。一方、協会では「地

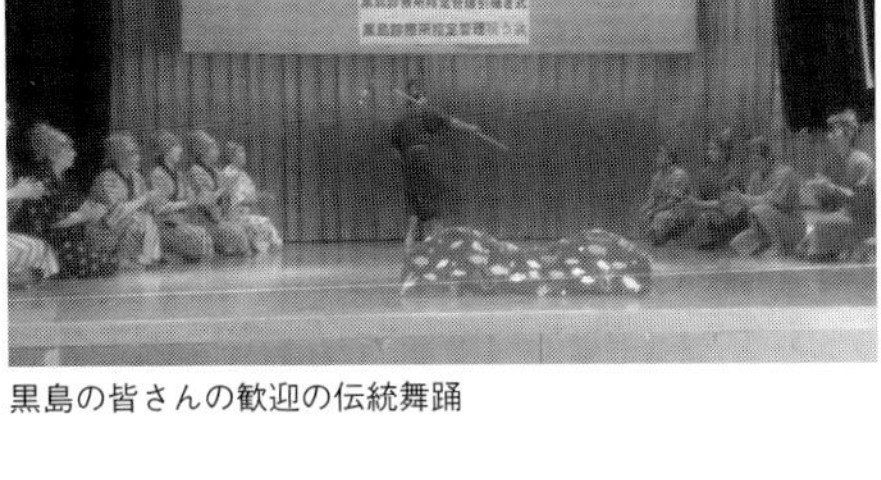

黒島の皆さんの歓迎の伝統舞踊

域医療とは、住民、行政、医療人が三位一体となって、担当する地域の資源を最大限に活用し、保健、医療、福祉の包括的なサービスを、継続的に、計画・実践・評価するプロセス」と定義してきた。規模の小さい黒島では効率や採算も継続性の点で重要だ。まさに行政と医療人（協会）そして地域の住民で知恵を出し合い、望ましい医療を実現することが大切だ。

限りある資源ゆえに、協会全体で資源を調整し支援する必要がある。われわれの手にする資源とは「ヒト（組織）・カネ・モノ・情報・タイミング・企業文化」の六つといわれるが、協会もこの資源を協会なりにその都度手に入れて資源として活用してきた。黒島に重要な資源のうち、まず、吉山先生はじめスタッフの確保、次いで情報が重要だろう。島は悪天候時など海で隔絶されるが、通信は問題ない。協会施設では海外の文献の検索も可能だし、テレビ会議システムで委員会出席、コンサルテーション、ｅ-ラーニング、画像伝送で、開設以来一二周年の遠隔画像診断センターも練馬光が丘病院の牧田センター長を中心に充実した専門医による年間四万枚の画像診断や指導も実現している。情報は活用の仕方次第でさまざまな支援ができる。また、休暇や病気での代診医や専門科の診療支援も活発に行われており、延べ日数は、年間一万五千日を超える。協会には現在約一、〇〇〇人の医師（うち二三〇人が研修医）が勤務研修に励んでいるが、基幹となる九つの病院から毎日四〇人近い医師が研修や代診支援で地域に派遣されていることになる。看護師も、昨年は一八〇名で延べ三、六六七日、地域への派遣に従事している。地域への公衆衛生活動として、栄養指導、運動指導、禁煙指導で実績のあるヘルスプロモーション研究センターが全国規模で活躍している。国のへき地医療の補助金を活用し五年前からは、長崎の離島へ本土から医師をヘリ搬送するNIMAS（Nagasaki Islands Medical Air System：長崎県離島医師搬送システム）事業なども地域の必要性に応じ対応してきた。山田副理事長が中心となって進めてきたオレゴン健康科学大学、ハワイ大学、トーマス・ジェファーソン大学の三大学との交流も年々活発で、派遣された職員も一〇〇人を超え、好評だ。これらは「地域医療の確保と質の向上を通じて地域の振興を図る」という協会設立の趣旨に基づく、企業文化の賜物で、研修医や指導医を中心に地域の支援に出かけることの重要性、意義が法人全体にそれぞれの経験として定着していることによるものと思う。地域の支援派遣については、医師派遣・研修の委員会が開かれ、長期・短期の派遣人事が毎月検討される。ここで重要なのはタイミングという限られた資源の管理。タイムリーに人材を派遣できるかどうか、適切に対応できないと、無医地区になってしまい住民の皆様にご迷惑を掛けかねない。この短期の派遣は、島の医師にとってはうれしい支援システムであるが、さらに長期の学会出張や休暇といった予定を立てる際にも極めて有効で、島にいる緊張感や不満を医師だけでなく家族も含め和らげることができる。一方、支援する病院の医師からすると、島の医療を経験でき、自分が研修している医療が社会に貢献できているか確認できる貴重な機会になる。また、診療所の医師同士の集まりやテレビ会議などでの話し合いに、さまざまな施設での診療経験は大いに役立つ。

吉山先生の新天地での成功を手助けすべく、さまざまな資源を調整し、黒島の医療を効率よく守らなければならない。協会はこの「効率よく地域医療を守る組織として」の経験は豊富だ。これは、これまで述べた資源とともに地域医療の三つの要素、つまり「へき地医療を支援できる拠点病院と組織の確保」「資源を共有し利用できるようにする委員会などのネットワーク活動」「地域で役立つ幅広い医療を担当する総合医としての気概」を日頃、活動の目標とし、さまざまな場面で実践してきた成果だと思う。

地域医療振興協会の三〇年間

協会誕生から、あっという間の三〇年。自治医科大学卒業生を中心に誕生した協会の生い立ちやこれまでの流れを、私なりに整理してみた。この三〇年、へき地医療を担う都道府県の奨学生、新設の自治医科大学、卒後研修の在り方、地域医療学講座の開設、地域派遣、義務年限終了など……。その時々のいろいろな問題が、卒業生、自治医大の大きなトピックとなり、組織の成長とともに解決され、対応されてきたように思う。

1．自治医大一期生卒業と臨床研修、そして地域に

昭和四七年、自治医科大学が誕生した。自治医大が最もユニークなのは、「へき地の医師不

足解消」を目的に全国四七都道府県が共同で設立した点だと思う。そして、学生は共同設立のため、各都道府県から等しく二ないし三名選抜される。全員奨学生で、修学期間の一・五倍の期間をへき地や公衆衛生などの都道府県知事の指定する施設や分野に勤務すれば、学費とさらに当時毎月三万円の貸与金の返済も免除される制度。また、六年間の栃木県での学生生活は全寮制であった。

「地域の医師不足解消」という高い目標を掲げたために、奨学金や全寮制以外にもいろいろな仕組みがあり、特に毎年開かれる地域研修としての夏季実習では三、四日、都道府県ごとに教員や同じ都道府県の学生が全員そろって将来勤務する医師不足地域に数日滞在し、戸別訪問などの実習や実習発表会が、地域に早くから親しんでもらおうと（早期暴露）行われた。将来、へき地や離島での医療を担うが、多くは一人勤務（ソロプラクティス）で、地域に住み、プライマリ・ケアが期待される。代わりが来なければ辞められない。その地域を離れられない。こういった自覚は自然学生時代に身に付く。しかし、他大学の学生と話すと、「医師としての研修はどうするのか？ 人事は誰が担当するのか？ 困ったとき誰に相談するのか？」と学生なりに将来の不安が頭をよぎった。これらの自治医大の特殊性、また、全寮制で培われた結束は、へき地医療の確保、義務の完遂という、絶対命令も加わり、時にかなり緊張を伴う、不安な状況を作り出すことになる。

一期生が奨学生の集団として動き出したのは、卒業間際の昭和五二年の秋ごろからだった。

卒後の臨床研修が、どこで、どれくらいの期間、どのような身分で行われるのか知らされてないということが、その始まりだった。私は地元栃木県出身なので自治医大で研修できるが、基本は全員が地元に戻るということで卒業後2年の「臨床研修問題」は大きな問題になった。熱心な学生が中心になり大学の担当部局を動かし、「県職で二年、臨床研修指定病院で」という三原則が、学生の卒業後の重要な要望として認められ、全員安堵した。そして、一期生の国家試験合格率は全国一位の好成績を収め、六年間の学生生活を過ごした寮に別れを告げ、中尾学長からいただいた「忍」の一字の色紙とともに各自が出身県の臨床研修の地に赴いた。それと同時に自治医大同窓会「地域医学研究会」が誕生し、私は初代会長を務めさせていただいた。

全寮制から一転、故郷に戻っての、二年間の臨床研修は、卒業生仲間が集まると話が尽きないくらい都道府県支部（以下、支部）で千差万別。地元に強い医局があるかどうかで研修状況に大きな違いがあった。将来「へき地医療」に従事する義務のある自治医大卒業生を受け入れた病院や医局にもいろんな誤解もあった。「へき地医療の医師にふさわしいプライマリ・ケア研修は多科ローテーション（内科、外科、小児科、産婦人科とその他の科）で実施してほしい」という自治医大から研修病院への提示があったが「へき地医療をやるのだから外科研修は手洗いだけの研修でいいのではないか」「医局員にならない者が来ても、教える必要がない」といった研修病院の冷たい声もあった。

卒後二年目の夏、大阪で開催された中尾学長を交えての一期生同窓会はさながら臨床研修報告。「そもそも自治医大卒業生を教育する必要がないので受け入れ拒否」という病院で研修する支部もあった。四七支部、それぞれの地元医大との関係、研修病院の性格などの事情を背景に大きな違いがあった。

この時期の自治医大卒業生の研修の在り方は、現在の初期臨床研修の先駆けになっているのではないかと思う。コモンディジーズを研修するローテーション研修が、今は当たり前になっているが、当時は縦割り大病院の院内研修システムとして受け入れがたい病院もあった。大学医局の影響の強い県では医局員になることが人事研修の前提、自治医大生受け入れの前提とするところもあった。一方、義務年限を終えて十年目で入局したら新卒（経験年数ゼロ）として採用という厳しいところもあったと聞く。

さて、卒後二年目の秋の同窓会で、衝撃的なことが起きた。いくつかの県の衛生部長と卒業生で同窓会シンポジウムが自治医大であったが、何と目の前で「自治医大不要論」が話された。「これから医師過剰、公務員削減で、自治医大は不要だ」という。今思えば、当時は公務員数削減の時代、そして「一県一医大」の構想の下で医科大学が誕生し、医師過剰が声高に叫ばれる時代だった。

学生寮で培った仲間意識も四七都道府県、ばらばらな対応で、既存の医局中心の研修、医局人事の中でよそ者扱いされ漂うだけ、それぞれ卒業生は勤務先も研修先もバラバラ、望ましい地域医療のためのへき地を支援する拠点病院のない状態。「これじゃお先真っ暗。しかも他の医師とそりが合わず思い切って自治医大と決別し、自分でへき地に勤務して修学資金を返還する」という仲間を、私は卒後指導委員として説得に行ったことも何度かあったが、正直このまま説得して自治医大生として留まっても、なかなか夢のあるいい話はできないのではと考えたこともあった。しかし、この苦しいプライマリ・ケアの研修病院での二年の研修は、地域医療の現場で有用で、大きな成果を上げ、きわめて有効な研修方法であると評価され始めた。

このころ、三重県の奥野先生はじめ、何人かの卒業生が研修を終え、早速、へき地離島へ飛び立っていった。現場では「地域医療は面白い」という声が上がり、どんどん仲間からはへき地の山間・離島地域での勤務は充実した楽しい日々だとの意見が多くなっていった。

次第に、仲間がマスコミでも称賛され、「自治医大は間違っていない」「大いによろしい」という声がどんどん広がっていった。

研修をめぐる問題の後は、いよいよ地域の現場での問題にとって代わる。昭和五七年ごろは三月に一回ぐらい開催していた同窓会の幹事会で、「1．卒業生やへき地の問題を取り扱う地域医療学講座の開設、2．医師の代診支援などが可能となるよう医師が研修や地域支援できるドクタープールという仕組み、3．初期研修だけでは不十分なので何としても後期研修を」という三つの要望が大学になされた。（当時、同窓会では自治医大創立一〇周年で「一〇周年宣言」と言われていた。厚労省の健康局長を務められた外山先生がこの中心人物の一人だったと思う。）ちょうど自治医大も同じ問題を検討しており、卒後五年目、八年目の二年を義務内に後期研修期間としてお願いしたいと都道府県に通知がなされた。地域医療学講座も誕生し、前沢先生と私が最初のスタッフとなった。ドクタープールは研修、代診を行う自治医大の第二病院（現在：自治医大さいたま医療センター）という形で誕生することになる。私自身は、昭和五九年に生まれたばかりの長女を連れて家族三人で佐野市郊外の田沼町国保新合診療所に着任した。このころ、医師の需給は都道府県間で著しい差があった。当時の諸橋芳夫全国自治体病院協議会会長が「北海道では明日何百人の医師が来てもすぐに吸収できる。一方で西日本では自治医大卒業生を受け入れる医師のポストが少ない」と話されていた。都道府県格差が歴然としていた。さらに義務後のポストも都道府県が用意するへき地や保健所などのポスト以外ない。義務後の将来に夢が描けない。このことは当時の自治医大の企画委員会でも話題になっていた。一方、卒業生の急な病気や休暇での代診支援や研修といった組織の維持の仕組みの必要性も医療の現場では重要な課題となっていた。同窓会では、自分たちのルールで動く義務後の会員を中心に組織を創り、医師の偏在を修正できないか、任意団体の同窓会を、義務明けの卒業生の勤務地の確保・調整、医師派遣のドクタープールの確保、地域医療を振興する事業を目的に法人化、社団法人化しようと、公益法人を新たに作ることを考えた。そして、厚生省と自治省の共管で社団法人地域医療振興協会は自治医科大学の卒業生を中心に昭和六一年に誕生した。

2. 協会誕生

この法人設立の交渉は困難というか、まず相手にされなかった。霞が関に趣旨の説明として同窓会報や毎月の会誌を資料として十数回持ち込み担当を訪ねたが、単なる同窓会を社団法人化することはできないと話は平行線だった。なかなか社団法人実現への道は遠かったが、「へき地医療を自主的に解決できる組織が必要だ」ということを強調。自治医大の卒業生の活躍が地域で認められ始めており、それ以後は実績を土台に趣旨を理解していただき、中尾喜久先生（後に協会の会長）のご支援をいただき、ようやく設立となった。自治医大卒業生の組織はこれまでは同窓会一つ、これからは組織は同窓会と協会の二つになった。同窓会と協会の分離は重要だ。会費収入は協会が引き継いだため、同窓会は「白亜社」という損保代理店会社を作り、医師の賠償責任保険と所得補償保険を中心に保険代理店などで財源確保することで、協会はそれまでの同窓会費を会費とし、同窓会と分離した。

協会が誕生したこの昭和六一年は、国の医療界にとっても大きな転換期であった。「国立病院の統廃合」「第一次医療法改正。医療計画での病床規制」の二つの大きなことが決まった。この両法案には中尾先生が中心的な役割を果たされていた。中尾先生とお会いしたある日、「これからは、新しい病院はできにくくなりますよ」とお話しされていたことを思い出す。

へき地診療所の二年間を終え再び自治医大に戻って数日。山梨県で公立診療所を病院として拡充するという話があった。できれば、新しい市立病院を創り、新しい地域医療振興協会の公設民営で、運営することも検討するという。早速私は、二女も加わり家族四人で着任。このとき山梨支部の小池先生、川合先生ほか山梨支部の皆さんの応援をいただいた。

しかし、できたばかりの実績のない社団法人に山梨の新しい公立病院の管理運営ができるか。厚生省と自治省と交渉していただいたが、「病院運営の実績がない法人が、定款を変更し、新たに病院を運営できるかどうかで」揉めに揉めた。「定款変更できてないので、病院運営はできません。もちろん、管理委託はできません」という。結局、しばらくの間、「定款変更は病院運営が必要」「病院運営には定款変更が必要」という「鶏と卵」論争になり、今後、病院運営の実績ができたら定款変更の検討をすることになり、結局、定款変更（地域医療を支援ないし実践する病院を運営する）は六年後、平成四年七月の石岡第一病院を運営するまでお預けとなった。社団法人は誕生したが、しばらくは同窓会と重なるような、都道府県支部会などの会議の開催や会誌や会報の発刊が中心だった。いくつか医師不足地域から医師派遣などの要請もあったが、求人の施設と登録している求職者を取り次ぐ無料職業紹介所としてのマッチング事業を超えるものではなかった。

3. 石岡第一病院と定款変更

ある日、自治医大の元教員で病院と老人ホームを茨城県石岡で運営されている方が、病院は医師不足で経営が良くないので譲渡を前提に手伝ってはどうかという話が髙久史麿先生（現会長）を通じてあった。「いよいよ定款が変更できる。病院が運営できるぞ」と飛び上がるほど嬉しかった。しかし、現実は甘くない。即刻以前いた医師は全員引き上げたため、間髪をいれずに吉野先生や故深川先生など義務明けの協会の医師六人が着任。以後。この石岡第一病院が我が家、協会創業の地となり、寝食を忘れ、学生寮で数年共にした仲間と総合医の能力をいかんなく発揮。救急、手術と…診療に経営に頑張った。

実は、この病院を地域医療振興協会の第一号店として譲り受けるには、もうひと波乱あった。買うにはおカネが必要だった。当時の協会は毎年四千万円程度の予算で、理事会、支部会議と、会報、会誌の出版が協会の主な事業だった。借地ではあったが、築一五年近い一二六床の病院。譲渡価格一二億円。どうしても手だてができなかった。

そこで、卒業生有志が一人一千万円の病院の債務を保証し、その資金で買い入れできないか、という案が持ち上がった。短期間に七〇人から実に一〇億円近い保証が確保できた。それをもとに自治医大の理事に相談したところ、「それほど卒業生が本気なら大学が債務保証しよう」という夢のような話になった。それまで赤字に喘いでいた病院は職員の頑張りで初年度から黒字決算となり。平成四年七月無事譲渡となった。

借金はあるが石岡第一病院を手に入れ、無事、定款変更となり、公益法人のしばりはあるが、病院を運営できるようになった。

4. 公益法人の拠点病院

東京島嶼が中心だったが、石岡から全国のへき地・離島に協会として代診支援が始まった。その年の一二月、東京大学の高久先生から、二度目のありがたいお言葉。公設民営を前提に伊豆半島南端の廃止対象の国立湊病院の移譲を進めたいと検討しているという。その数分後、保健衛生部長からも連絡があり、ぜひ協力したいと応えた。

早速、石岡から南伊豆へ、弓が浜とその近くにあった国立湊病院はまさに観光ガイドのようにきれいで、医師確保で困り果てた町長の案内もあって協会が来てくれるのを待っていますと要請を受けたように思えた。私は、翌平成五年四月、まだまだ運営の厳しい石岡第一病院を離れて、南伊豆に向かった。この年、九月中尾会長の御臨席のもと、国立湊病院を応援してくれていた折茂先生が準備していた群馬西吾妻地区の村立六合温泉医療センターの公設民営が実現し開院式が開かれた。石岡に次いで二番目の施設。しかも、協会の最初の自治体施設の管理受託が実現した。六合温泉医療センターは、有床診療所と五〇床の老人保健施設、そして温泉を活用した入浴施設バーデの三つの複合施設。折茂先生と山口村長の福祉リゾート構想の実現は過疎に悩む自治体のあこがれの的になった。この複合施設が好まれ現在一〇ヵ所を超える施設になっている。「医療福祉なら村おこしができる」へき地でも自立できると自信を深めた。

5. 国立病院統廃合

さて、南伊豆の国立湊病院は、かつては海軍病院、その後療養所などを経ており、かなり老朽化が進んでいた。譲渡は容易ではないらしい。自治体病院として運営するには、一〇億円以上の資金が機器整備、改築などで必要だった。特別措置法で職員を引き受ければ無償譲渡と若干の改修費。それだけでは十分ではないため。県が資金支援しやすい二次医療圏の中核病院になる必要があった。静岡県は譲渡先を賀茂郡一市六町村で構成する一部事務組合を構成し、そこが国立湊病院の移譲先となれば、二次医療圏の中核病院となり、資金支援ができるとのことであった。一方、湊病院の譲渡には、組合の構成団体からの反発があった。そのまま国立病院であれば地元は負担なしで医療のサービスを受けられる。一方地元に移譲されると経営問題、特に医師確保は地元の問題となる。しかし、廃止対象なので、なくなったら大変。国立病院の移譲は地元では大きなことだった。国立湊病院に一市六町村のうち、特に国立湊病院のある南伊豆と連絡の悪い西伊豆町と賀茂村から患者さんが受診することはほとんどなかった。「西伊豆じゃ、国立湊病院に行く時間で十分に医療機関のたくさんある三島沼津に到着でき、買い物もできる。誰も行かないよ」と言われていた。私は副院長になっていたが、一市六町村の一部事務組合設立は夢に終わるかと考えていたある日、国立湊病院から最も遠い賀茂村安良里の診療所に医者がいなくなる、何とかならないかと言う話が舞い込んできた。山梨から湊病院に応援に来ていた小池先生と宮部先生そして義務内の静岡県の卒業生に国立湊病院を任せ、平成六年一月西伊豆の安良里へ赴任した。安良里湾は町の一番奥まで入り江がある天然の良港であり、かつてカツオ漁で栄えた町で、町の人たちは漁師町らしく威勢の良い人が多かった。賀茂村から受託した安良里診療所に常勤の医師が来たことで一〇人程度の患者さんが多い日には一〇〇人を超えるようになり、また、その後着任した小田院長率いる国立湊病院が徐々に救急などで成果を上げ、賀茂郡のトップ病院となっていった。安良里から、また周辺地域の患者さんをどんどん国立湊病院に紹介して、病院の受け皿となる一部事務組合の実態が出来上がっていった。しかし、国立湊病院の移譲、そして共立湊病院までにはさらに数年の月日がかかり、結局、平成九年一〇月に小田院長、吉田副院長、梅田副院長の三人の頑張りにより「共立湊病院」として開院することができた。この難事業には、当時の賀茂地区医療推進協議会の桜井河津町長、石川知事や自治医大の大林理事長、吉原常務に大変お世話になった。国立湊病院の後、表に示すように、毎年数ヵ所の、へき地の施設、へき地を支援する施設の指定管理が増えた。さて、協会が平成五年に関わって、やっと運営の安定した共立湊病院のリニューアルの議論が始まった。

表　施設一覧

	開始日	施設名		開始日	施設名
1	1992/7/1	石岡第一病院	36	2008/4/1	奈良市立柳生診療所
2	1993/9/1	六合温泉医療センター	37	2008/10/1	上野原市立病院
3	1994/1/1	安良里診療所	38	2008/12/1	山北町立山北診療所
4	1997/10/1	共立湊病院(2011年終了)	39	2009/4/1	台東区立台東病院、 老人保健施設千束
5	1998/4/1	揖斐郡北西部地域医療センター	40	2009/4/1	東京ベイ・浦安市川医療センター
6	1999/2/1	東通村地域医療センター	41	2010/1/12	上河津診療所
7	1999/2/1	白糠診療所	42	2010/4/1	シティ・タワー診療所
8	1999/5/1	田子診療所	43	2010/4/1	横須賀市立市民病院
9	2000/2/1	公立丹南病院	44	2010/4/1	明日香村国民健康保険診療所
10	2000/4/1	日光市民病院	45	2010/4/1	奈良市立都祁診療所
11	2000/4/1	磐梯町保健医療福祉センター	46	2010/4/1	奈良市立月ヶ瀬診療所
12	2000/5/1	日光市立奥日光診療所	47	2010/7/1	伊豆下田病院:伊豆下田診療所
13	2001/3/1	伊東市民病院	48	2011/4/1	関市武儀・上之保診療所:津保川
14	2001/5/1	介護老人保健施設なぎさ園 (2011年終了)	49	2011/10/1	十勝いけだ地域医療センター
15	2001/7/1	揖斐川町春日村診療所	50	2011/10/1	女川町地域医療センター
16	2002/2/1	西吾妻福祉病院	51	2011/10/1	与那国町診療所
17	2002/4/1	介護老人保健施設にっこう	52	2012/4/1	公立久米島病院
18	2002/7/1	横須賀市立うわまち病院	53	2012/4/1	練馬光が丘病院
19	2002/8/1	湯沢町保健医療センター	54	2012/4/1	越前町国民健康保険織田病院
20	2003/3/1	山中温泉医療センター (68へ変更)	55	2012/4/1	三重県立志摩病院
21	2003/11/1	公設宮代福祉医療センター	56	2012/4/1	嬬恋村国民健康保険診療所
22	2004/1/27	東京北介護老人保健施設 さくらの杜	57	2012/4/1	伊豆今井浜病院
23	2004/2/1	市立恵那病院	58	2013/8/1	真鶴町国民健康保険診療所
24	2004/4/1	東京北医療センター	59	2013/10/1	今泉記念館ゆきあかり診療所
25	2004/12/1	市立奈良病院	60	2014/4/1	六ヶ所村医療センター
26	2005/4/1	公立黒川病院	61	2014/4/1	戸田診療所
27	2005/6/1	いなずさ診療所	62	2015/4/1	西浅井地区(塩津、茂原)診療所
28	2006/2/1	伊東市介護老人保健施設 みはらし	63	2015/4/1	揖斐川町谷汲中央診療所
29	2006/4/1	地域包括ケアセンターいぶき	64	2015/10/1	米原市地域包括医療 福祉センター
30	2006/4/1	村立東海病院	65	2016/4/1	鳥羽市立長岡診療所
31	2006/6/1	おおい町 保健・医療・福祉総合施設	66	2016/4/1	竹富町立黒島診療所
32	2008/4/1	飯塚市立病院	67	2016/4/1	介護老人保健施設市川ゆうゆう
33	2008/4/1	市立大村市民病院	68	2016/4/1	加賀市地域医療支援センター
34	2008/4/1	志摩地域医療福祉センター	69	2016/6/1	奈良市立興東診療所
35	2008/4/1	奈良市立田原診療所			

6．指定管理を更改しなかったことも

当初契約でいただくはずの交付税の七割をもらわなかったため共立湊病院組合はかなり財源的に楽だったのだと思う。リニューアルについては一市六町村の病院組合の専権事項であるが、検討会にはこれまで全く知らないメンバーが選考委員として選定されていた。地元行政とは移譲で共に努力し、運営から一緒にやって来たし、委託料などでも地元にほとんど迷惑をかけないでやってきたつもりだったが、協会は、全くのよそ者、業者扱いである。場所の選定、設計。全く相談もない。

地域医療は、住民と医療人と行政が三位一体で行うという協会の地域医療の定義どころではないと、共立湊病院の指定管理者としての契約更改には、職員一同議論の末、参加しないこととした。

地域医療の現場ではさまざまな意見が飛び交う。医療問題は時に極めて身近な話題となり神経をとがらせる。地域の人たちにも大きな関心事だ。医療人が泣き寝入りをすることもあれば、地域の大きな政治問題化することもある。議員も市町村長も時が経てばずっと同じメンバーではない。日頃の関係機関との連携が重要だが、一部事務組合という難しさが災いしたと思う。

もちろん指定管理を辞めるためには、賛成してくれた職員ともども新しい施設を見つけなくては全員失業だ。新たな事業展開よりははるかに難しい問題だった。幸い下田の民間病院の

譲渡のお話があり、また伊豆今井浜に新病院の候補地が確保でき、協会での伊豆での活動が継続できることとなった。

7. 臨床研修病院群（横須賀市立うわまち病院、東京北医療センター、東京ベイ・浦安市川医療センター、市立奈良病院、練馬光が丘病院）

共立湊病院は契約の更改に至らなかったが、その後協会は、国立病院、や労災病院、社会保険病院なども加わり、短期間に現在のように二四の病院や二つの看護専門学校を含む診療所など七〇近い施設の運営のお手伝いや指定管理をさせていただく大きな組織になった。

沼田管理者の運営する横須賀市立うわまち病院は、高い経営能力が評価され、総務大臣から表彰された。

急速に協会施設が増えた要因は、地域医療に配慮した初期研修センター、と米国式の研修を取り入れた後期研修の指導医の充実。そして、東京・首都圏を中心とした研修病院群の立地で地域医療にも関心のある優秀な指導医、研修医が多数集まったことが主な要因であろう。研修の充実こそ協会の活力の源で、東京ベイの藤谷先生や志賀先生の集中治療や救急医療などは人気が高く、一方で彼ら研修センターのメンバーは、地域支援に熱心で大変頼りになる存在となった。

へき地医療を充実させる協会の研修施設が大都市にあるという批判もあるが、一定の規模や広がりがなければへき地医療を担う組織にはなれない。現在専門医の仕組みが議論され大都市集中が懸念されているが、研修医の量と研修の質、余裕のある人員確保がへき地医療の組織にも必須だ。都市部の病院とスタッフの充実は「へき地医療の成否」の重要なポイントである。ぜひへき地医療に悩む地域では、大都市の病院とセットになったネットワークとしてのへき地医療運営を検討すべきだと思う。

地域医療振興協会のこれから

平成二八年、公益社団法人地域医療振興協会は、三〇周年を迎えることができました。これまでご支援をいただいた自治医大、都道府県、関係市町村に改めて感謝申し上げたいと思います。これまでの歴史を急ぎ足で振り返ってみましたが、全国のさまざまな地域で活躍し、また、現在もいろいろと頼られる協会になってきたのではないかと考えています。

今後も、協会に期待されることはへき地・離島医療において生じる問題を解決する能力を高めることでしょう。もちろん協会単独で全てのへき地医療の問題に対応することはとても無理です。適切な機関を紹介し、時には適切に連携することが重要でしょう。地域に従事する自治医大卒業生やへき地の医療を担う人々にとってより多くの問題解決の手法を提示できる機関として存在できることが重要であると考えます。そのためには何といってもへき地の経験を持つ会員や関係する団体との一層の密な連携が重要であると考えます。第一線で経験豊富な会員の抱えている問題を聞き、声を束ね、さまざまな問題の解決を通して経験を積めば、解決の道筋が見えてくるものと思います。われわれの経験はまだ浅いし、組織もネットワークも質、量ともに十分ではありませんが、協会をより充実させることで、より多く解決策を提案できるようになるものと考えます。そして、この繰り返しが、地域医療を担い社会に貢献する公益法人としての基本的な姿勢だと思います。

創立三〇周年に当たり多くの関係の方々のさまざまな応援や支援で今日を迎えることができました。今後はさらに時代とともに適切に変化しつつ、我が国の医療に恵まれない地域のために頼りになる協会として発展して行きたいと考えています。今後ともご支援ご協力をお願い申し上げます。

（公益社団法人地域医療振興協会　理事長）

地域医療と総合診療医
―みんなでつくる地域医療、みんなで育てる総合診療医―

山田隆司

はじめに

いよいよ新専門医制度がスタートすることになり、現在各基本領域の研修プログラムに関わる準備作業が進んでいる。今回の専門医制度で最も注目されているのは、新たに加わった総合診療である。総合診療というのは、いったいどのような医師を育成しようとしているのか？　総合診療医の役割とは何か？

筆者は平成二五年九月の発足当初から「総合診療専門医に関する委員会」の委員を務め議論に加わってきた。そこで協議された内容を踏まえ、総合診療医のあるべき姿、望ましい育成について私見を述べたい。

総合診療医が登場した背景

総合診療に関する専門性については平成二五年三月から始まった「専門医の在り方に関する検討会」で議論され、その会議において名称が「総合診療専門医」と合意された。

その検討会の報告書には次のような記述がある。

総合診療専門医は、従来の領域別専門医が「深さ」が特徴であるのに対し、「扱う問題の広さと多様性」が特徴であり、専門医の一つとして基本領域に加えるべきである。

総合診療専門医は日常的に頻度の高い疾病や傷害に対応出来る事に加えて、地域によって異なる医療ニーズに的確に対応出来る「地域を診る医師」の視点が重要である。

地域のニーズを基盤として、多職種と連携して、包括的且つ多様な医療サービス（在宅医療、緩和ケア、高齢者ケアなど）を柔軟に提供し、地域における予防医療・健康増進活動等を通して地域全体の健康向上に貢献出来る。

そもそも総合診療医というのは、診療の幅広さ、多職種連携の中心となる「地域を診る医師」として期待されていたのである。

その後「総合診療専門医に関する委員会」において議論が重ねられ、総合診療医像とも言える総合診療医の使命が次のように方向付けられた。

日常遭遇する疾病と傷害等に対して適切な初期対応と必要に応じた継続医療を全人的に提供するとともに、地域のニーズを踏まえた疾病の予防、介護、看とりなど医療・保健・福祉・介護活動に取り組み、絶えざる自己研鑽を重ねながら人々の命と健康に関わる幅広い問題について適切に対応する使命を担う。

前記の使命に沿ったかたちで、総合診療医に求められる基本的能力、六つのコアコンピテンシーが提案された。

1. 人間中心の医療・ケア
2. 包括的統合アプローチ
3. 連携重視のマネジメント
4. 地域志向アプローチ
5. 公益に資する職業規範
6. 診療の場の多様性

次項では、六つのコアコンピテンシーをそれぞれ解説し、地域で学ぶことの重要性、心がけについて言及したい。

地域医療に学ぶ総合診療医六つのコアコンピテンシー

1．人間中心の医療・ケア

①患者中心の医療
②家族志向型医療・ケア
③患者・家族との協働を促すコミュニケーション

地域住民が抱える健康問題には単に生物医学的問題のみではなく、患者自身の健康観や病いの経験が絡み合い、患者を取り巻く家族、地域社会、文化などのコンテクストが関与していることを全人的に理解し、患者、家族が豊かな人生を送れるように、家族志向でコミュニケーションを重視した診療・ケアを提供する。

人間中心の医療・ケアとは対象となる個々人の尊厳を守った医療・ケアということであろ

うか。医療・ケアを提供する側の一方的な理解や解釈に陥らず、あくまでサービスを受ける利用者・対象者の尊厳を守り、それを尊重する態度ということであろう。

医療サービスはもともと人間の疾病や障害を科学的に解明し、そこから適切な介入を促し治癒に導くものである。病態生理学的な観点からは各個体の反応はあくまで誤差であり、共通項である病因を診断し、スタンダードに基づく介入を提示することが求められる。いきおい医療者は個別の事情から遠ざかる傾向になる。

そこであえて対象者に焦点が合うように、患者中心、人間中心という用語が用いられるようになってきた。ではいかに対象者の尊厳を保つケアを実現することができるか。それにはまず対象者をよく知ること、対象者と時間を共有し、コミュニケーションを図ることにつきる。そのためには患者の近くにいて、同じ患者と繰り返し関わる時間を積み重ねることである。

地域の現場では診察室以外でも患者と出くわすことは珍しくない。お祭りや行事、あるいは往診先など、地域の中で出会うことで患者の家族、家庭環境、地域での役割、地域社会とのつながりを知ることができる。健康問題とは異なった話題を共有することで、患者のさまざまな側面をうかがい知ることができる。地域では一方的に患者の情報を集めるだけでなく、自分もその中で生活しながら互いを理解し合うといった姿勢が求められる。自ら地域社会に足を踏み入れ、診察室以外で社会人としてさまざまなフィードバックを受けることによって、「人間」的に成長できる良い機会となる。人間中心のケア・医療が提供できるようになるということは、医師自らが人間的に成長することとほぼ同義であろう。

2. 包括的統合アプローチ

①未分化で多様かつ複雑な健康問題への対応
②効率よく的確な臨床推論
③健康増進と疾病予防
④継続的な医療・ケア

プライマリ・ケアの現場では、疾患のごく初期の未分化で多様な訴えに対する適切な臨床推論に基づく診断・治療から、複数の慢性疾患の管理や複雑な健康問題に対する対処、更には健康増進や予防医療まで、多様な健康問題に対する包括的なアプローチが求められる。そうした包括的なアプローチは断片的に提供されるのではなく、地域に対する医療機関としての継続性、更には診療の継続性に基づく医師・患者の信頼関係を通じて、一貫性をもった統合的な形で提供される。

地域の現場では今朝から調子が悪い、数時間前からめまいがするというように極めて病初期に受診する患者さんが珍しくない。病初期で軽微な症状の中には後になって重篤化し振り返ると重要な初期徴候だったということもありうるが、多くの場合は原因も分からないまま軽快してしまう。ところが重症になってから紹介を受けて来院する患者を多く診る立場からは、初期に見落とさないことが強調されるあまり、最初から網羅的な検査を推奨しがちである。軽微な症状に対して見落とさない診療を徹底することは、過剰な検査、介入を促し、患者に不適切な負担を強いることにもなりかねない。初期徴候に対して最も優先すべきは迅速な診断ではなく、患者の安全である。軽微な症状であれば、経過観察も適切な介入である。もちろん徴候が消退しない、あるいは悪化した際にも適切な対応ができるように担保しておくことが求められる。そうすれば診断が遅れたことによるリスクを回避することができる。

地域の現場では診療設備も限られているため、正確な最終診断にたどり着けないこともしばしばであるが、設備がなく十分な診断ができない、専門外だからといって診療を拒否することは許されないことである。まずは受け入れ、可能な範囲で対応し、患者を少しでも安全に導く。限られた範囲で対応しようという診療姿勢は、地域医療の現場でこそ育まれやすい。

3．連携重視のマネジメント

① 多職種協働のチーム医療

② 医療機関連携および医療・介護連携

③ 組織運営マネジメント

多様な健康問題に的確に対応するためには、地域の多職種との良好な連携体制の中での適切なリーダーシップの発揮に加えて、医療機関同士あるいは医療・介護サービス間での円滑な切れ目ない連携も欠かせない。更に、所属する医療機関内の良好な連携のとれた運営体制は質の高い診療の基盤となり、そのマネジメントは不断に行う必要がある。

総合診療医は患者に対して幅広くかつ継続的に対応し、患者を包括的に理解することで、相互に信頼が生まれ、バランスのよい医療サービスを提供することが可能となる。また総合診療医は薬を処方したり検査をするといった治療的な介入だけでなく、予防、介護サービスについても配慮する必要がある。患者の健康問題を解決するためには、リハビリの提供、生活環境の調整、介護サービスの利用などさまざまな関連する周辺サービスについて熟知し、多職種との連携の中でリーダーシップを発揮して、適切なサービスを提供できるよう心がける必要がある。

地域の医療機関は自施設だけでサービス提供が完結することは珍しく、地域内に存在する他の医療施設、福祉施設、行政関連機関との連携は必須であり、それによって患者に対してより責任を持った継続的な関わりが可能となるのである。この時、特に小さなコミュニティー、自治体ほど相互の連携は強く、地域資源に限りがある分、連携機能が充実していることが多い。顔の見える連携は地域でこそ可能で、地域での研修中にいかに多くの他施設および多職種スタッフと互いの名前を呼び合って仕事ができるかが重要である。

4. 地域志向アプローチ

① 保健・医療・介護・福祉事業への参画
② 地域ニーズの把握とアプローチ

医療機関を受診していない方も含む全住民を対象とした保健・医療・介護・福祉事業への積極的な参画と同時に、地域ニーズに応じた優先度の高い健康関連問題の積極的な把握と体系的なアプローチを通じて、地域全体の健康向上に寄与する。

地域志向アプローチとは、医療者として目の前の対象となる患者の診療に専念するだけでなく、対面していない、あるいは対面できない地域住民の隠れた医療ニーズに思いを馳せることを意味している。目の前に現れた病で苦しんでいる患者を診療するのは当然のことであるが、地域には病院までたどり着けない、あるいは受診を諦めている患者がいるということも認識する必要がある。地域における研修は単に病院受診患者に対応するだけにとどまらず、行政機関を通じて地域全体の健康課題について学ぶ絶好の機会となる。

小さな自治体であれば自治体や地元医師会が実施する特定健診や学校健診、保健事業、介護保険に関する調整会議などにも参加する機会が得られやすい。現在、地域包括ケア体制の構築は地域の自治体に委ねられた最も大きな課題であるが、総合診療医はそうした場でのキーパーソンとしても期待されているので、関連する会議には積極的に参加したい。

また地域自治体の多くは医師不足という深刻な課題に直面しており、総合診療医の育成にかける期待は大きい。そのような地域で医師として診療に従事するということは、地域ニーズを身をもって学ぶことにつながり、地域ニーズに柔軟に応える重要性を認識できる機会となろう。

5．公益性と職業規範

① 倫理観と説明責任

② 自己研鑽とワークライフバランス

③ 研究と教育

医師としての倫理観や説明責任はもちろんのこと、プライマリ・ケアの専門家である総合診療医としての専門性を自覚しながら日々の診療にあたると同時に、ワークライフバランスを保ちつつも自己研鑽を欠かさず、日本の医療や総合診療領域の発展に資するべく教育や学術活動に積極的に携わることが求められる。

総合診療医は診療の幅広さ、地域ニーズに対する柔軟性がその特徴で、診療の現場で専門分野を理由に診療を断らない、逃げない姿勢が求められている。他の専門領域があらかじめ担当する分野を規定していることと大きくその性格を異にしている。

患者の健康問題の種類や性別、年齢、背景などの事由に関わらず、まずは受け入れるという姿勢が重要である。ワークライフバランスを適切に保って業務に勤しむことは言うまでもないが、時に自らの生活よりも患者の病状を優先せざるをえないことは覚悟すべきである。

また研修では専攻医自身に責任が及ぶようなことを回避するのが前提であるが、一方で、一人で責任を持つ、自立した医師としての役割を果たすことが求められる地域では、臨床医のプロフェッショナリズムを涵養する上で格好の場所となる。

6．診療の場の多様性

①外来医療
②救急医療
③病棟医療
④在宅医療

総合診療専門医は日本のプライマリ・ケアの現場が外来・救急・病棟・在宅と多様であることを踏まえて、その能力を場に応じて柔軟に適用することが求められ、その際には各現場に応じた多様な対応能力が求められる。

総合診療医は地域に住み、同じ患者、同じ家族に対していつでもどんな問題にも対応することが求められる。そのような視点では外来診療、在宅医療等が役割の中心となると思われるが、地域の状況に応じてさまざまな役割を演じて柔軟に対応することも期待されている。特に地域の中小病院は近年深刻な医師不足という問題を抱えており、一次・二次救急や専門的治療を要しない一般的入院管理といった分野が人材不足で厳しい状況である。総合診療医にはそういった分野をもカバーする能力が望まれているので、地域研修の段階でぜひ研鑽を積んでおきたい。

新専門医制度と医師の地域偏在

(1) 過去の経験を振り返る ―初期臨床研修必修化の影響―

平成一五年までは、医科大学を卒業して国家試験合格後は単一診療科のストレート方式の研修を受ける医師が多く、診療科に偏ったものであったことから「病気を診るが、人は診ない」と評される状況だった。そこで医師としての人格を涵養しプライマリ・ケアの基本的な診療能力を習得することを目的として初期臨床研修が必修化され、総合診療方式(スーパーローテート方式)の研修制度が取り入れられた。研修医にとってより実践的で、幅広い診療能力が身につけられるようになり臨床研修の質に対して一定の貢献があったと思われる。研修医は研修病院の質(診療レベル、指導医の質、症例数等)を評価し、それに伴い研修先を自由に選択するような傾向が強まった。

各研修病院は初期研修医の評価を勝ち取るために有名指導医の確保や、研修システムの工夫などに力を入れたが、症例数の集まる都市部の市中病院に研修医が集中する傾向が強まり、地方の大学病院や公的あるいは民間病院などは敬遠される傾向が強まった。そのような中で特に地方の大学からの派遣に依存していた地域の中小病院は深刻な医師不足に直面することになった。

(2) 新専門医制度の予想される影響

① 日本専門医機構の経緯

今回の新専門医制度は「専門医の質を担保できる制度」「専門医が公の資格として、国民に広く認知されて評価される制度」として設計されてきた。これまでは各学会主導で、他国と比べても国民にとって分かりにくかった専門医制度を、国民の信頼を得るべく、中立的第三者機関である「日本専門医機構」が担い、質の高い専門医を育成し認定するという基本姿勢は極めて理にかなったものである。研修の質を担保することには誰しも異論はない。しかし質の高い研修を求めて専攻医がさらに流動的に動くことをあらかじめ考慮する必要がある。今回の専門医制度は米国に倣って「専門研修プログラム制」をとっており、各病院はあらかじめプログラムを作成し、審査を受けて認定される仕組みになっている。このことは専門医機構がプログラムを調整する権限を有し、その使命を担っているということでもある。プログラムの整備基準のあり方が日本の医師の地理的分布を左右しかねない状況にあって、その内容は慎重かつ責任を持って吟味される必要がある。

② 専門医制度と地域偏在

各専門領域の専攻医は領域に関係する技術、技能を習得するために一定数の症例経験を積む必要がある。特に専門的手術や検査については経験した症例数がその質を左右する傾向にある。そのため各医療施設は研修の質を担保するために医療機器、設備を整え、指導医を確保し症例を集めるようになる。専門研修を推進することは、病院機能を集約化させることにもつながるのである。専門性が高くなればなるほど、その手技を必要とする患者は限られてくる傾向にあり、研修として提供できる施設は限られてくる。高度な医療が集約化されることとは特に問題ないが、一般的な診療、研修に関しても過度な集中を招きかねないことから、研修の制度設計には十分な配慮が必要となる。あらかじめの規制がなければ、人材が都市部の巨大病院に集中しかねない。

(3) 総合診療医のあるべき姿

① 総合診療プログラムの考え方

以上のような専門医制度の流れの中で、いかに総合診療医を育成するかが問われている。総合診療は一九番目の専門医として登場したが、単に他の領域と肩を並べることだけが目標ではない。これまでの他領域の専門医の集合では埋められない問題を解決することが国民から求められている。

総合診療医には前項で挙げた六つのコアコンピテンシーを学ぶために、症例を分かち合わなければならないという他の専門研修が持つような特性はない。むしろ他の専門研修の穴埋めができるような制度設計が可能であり、そういった活用をすることで医師の偏在解消にも大きな貢献ができる可能性がある。

他の専門領域で十分カバーできない分野、特にそれぞれの専門領域の医師だけでは対応しきれないような分野、例えば高齢者の肺炎や心不全など一般的な内科疾患の病棟管理、小児の熱発などの一次救急、へき地離島での妊婦管理といった分野を総合診療研修に積極的に組み込むことによって、専門医療の地域偏在の緩衝材として機能できるのである。

日本で不足しがちな診療分野を研修プログラムに組み込むことで、日本の総合診療医に求められる能力は自ずと決まってくる。そしてそれが望まれる日本の総合診療医像ともいえる。

② 医師不足地域の活用

総合診療についてては他の専門研修のような研修プログラムの枠組み、基準をできるだけ緩和し、特に他の領域からの転向を歓迎するような制度設計が望まれる。総合診療領域においては他領域に共通する研修プログラム整備基準（施設基準、指導医体制、地理的範囲、研修評価法など）はむしろ適切ではないと思われる。日本の地域ニーズに対応するような研修システムを構築することが求められており、総合診療のプログラムでは率先して地域の中小病院、へき地離島の診療所など医師不足地域、医療過疎地域を活用したい。

もちろんそういった地域での専攻医の精神的、肉体的負担を軽減するための工夫は欠かせない。指導医によるサイトビジット、休暇確保のための代診システム、また研修環境を保つための遠隔画像による二四時間診療サポートやＷＥＢ図書館サービスの整備などＩＣＴを活用して専攻医を守る努力が必須である。

まだ多くの地域で個々の医師の使命感に支えられた過度な負担に依存せざるを得ない事態が続いていることも一方では事実であり、そういった状況を改善するうえで総合診療医の育成に期待がもたれていることを認識すべきである。そういった地域の厳しい実状に思いを馳せることのできる人材をより多く育成することが問題解決の道である。

⑷　総合診療医の多彩なキャリア形成

総合診療医へのキャリアパスに関しては初期研修修了者にとどまらず、他領域からの転向者や他領域とのダブルボードの問題等についても幅広く検討すべきである。総合診療における研修は初期研修に続く後期研修といった単純な位置づけではなく、生涯学習の観点から幅広く捉えるべきであって、総合診療医の育成に関わるもの全ての学習といった視点がより重要である。

総合診療医は患者、家族、地域のために全ての領域の専門家を尊敬し、彼らから学び続ける態度が重要であり、それでこそサービス全体の質を維持することができる。また総合診療医には患者サービスのために、自らが責任を持って包括ケアサービスのチームリーダーになる度量が求められる。

おわりに

地域医療はみんなの力を合わせなければ成立しない。その地域医療は地域にいてこそ学べるものでもある。総合診療医は「地域を診る医師」として期待されている。日本の総合診療医を皆の力を結集して育成し、共に地域で学び、共に地域に貢献したい。

―みんなでつくる地域医療、みんなで育てる総合診療医―

（公益社団法人地域医療振興協会　副理事長
地域医療研究所　所長）

一般（急性期）病院経営の発展形態
—病院の経営にあたって—

沼田裕一

私は病院の運営に当たって、大きく二つの要素についてリーダーシップを取り、マネジメントしています。一つは医療の安全と質という言葉で代表される分野であり医学部で習ったことが大いに役立ちます。もう一つは患者数や収益、経費、損益などといったいわゆる経済的な病院経営の分野です。こちらは医学部在籍中に病院管理学や基礎の経済学でほんの少しかじっただけです。

私は地域医療振興協会三〇年の歴史の中で大半を一般（急性期）病院で過ごし、その半分は地域医療振興協会の一般（急性期）病院経営に携わり貴重な経験をさせていただきました。この経験から得られた知見は多く、特にいわゆる経済的な病院経営の分野については、医療法の改正や医療計画の策定に当たって盲従するばかりではなく、約一五年間の経験を通して本来の医療経済的な側面から現代の病院〔特に一般（急性期）病院〕の発展形態を経験したので、概略と考察を示したいと思います。

開設したばかりの一般（急性期）病院の方針　「phase-1　何が何でも患者数増」

一般病院の開設したてを「phase-1」としましょう。タイトルと異なり、私は全くの新規の病院を経営したことはありません。私が現在の病院の運営に着手したのは、国立病院の統廃合に伴い、国立病院が自治体に移譲され、その運営を地域医療振興協会に依頼されたことが始まりです。外来患者さんも入院患者さんも移譲の前後において変わらず存在するのですが、病院の名前も病院の経営母体も変わり、職員も大幅に入れ変わっており、新病院のスタートは医療を継続することが目標です。最大のリスクは医療事故でした。ところが、新規開業の病院であれば医療従事者が患者さんよりずっと多い状況で始まります。あの手この手で患者さんを集めることが最重要になり、病院の魅力をアピールするような斬新な戦略を考えるという仕事になります。

さて、開設されたばかりの新病院は、当初病院の目標とする入院患者数も外来患者数も確保できるはずがありません。開業当初は、とにかく患者さんが来なければ、医業は成り立ちません。収入源となる外来患者さんや入院患者さんをえり好みなどせず、とにかく必死で患者さん集めに走ることになります。新しい建物と設備はあっても、新設病院のスタッフのラインナップが周囲の病院のそれを凌駕することは難しいでしょう。そうなると受け入れの良さで入院・外来患者さんを増やすことが重要になります。

図1をご覧ください。これらは当院の開設当初からの約一〇年間の月別の各種患者数です。上段左より紹介患者数、逆紹介患者数、下段左より救急車搬入患者数、初診患者数を示します。図2をご覧ください。上段左より入院患者数、外来患者総数、下段左より再来患者数、新規患者数の推移を表しています。

いずれのグラフでも新病院のスタート時点（当院のデータですのでゼロからの始まりではありません）を丸で示しました。この時、病院長はどのようなタイプの患者さんでも喉から手が出るほど欲しいでしょう。この時期がphase-1です。新しい病院を作り、医療機械を購入し、多く

図1　phase-1：月別の紹介患者数、逆紹介患者数、救急車搬入患者数、初診患者数

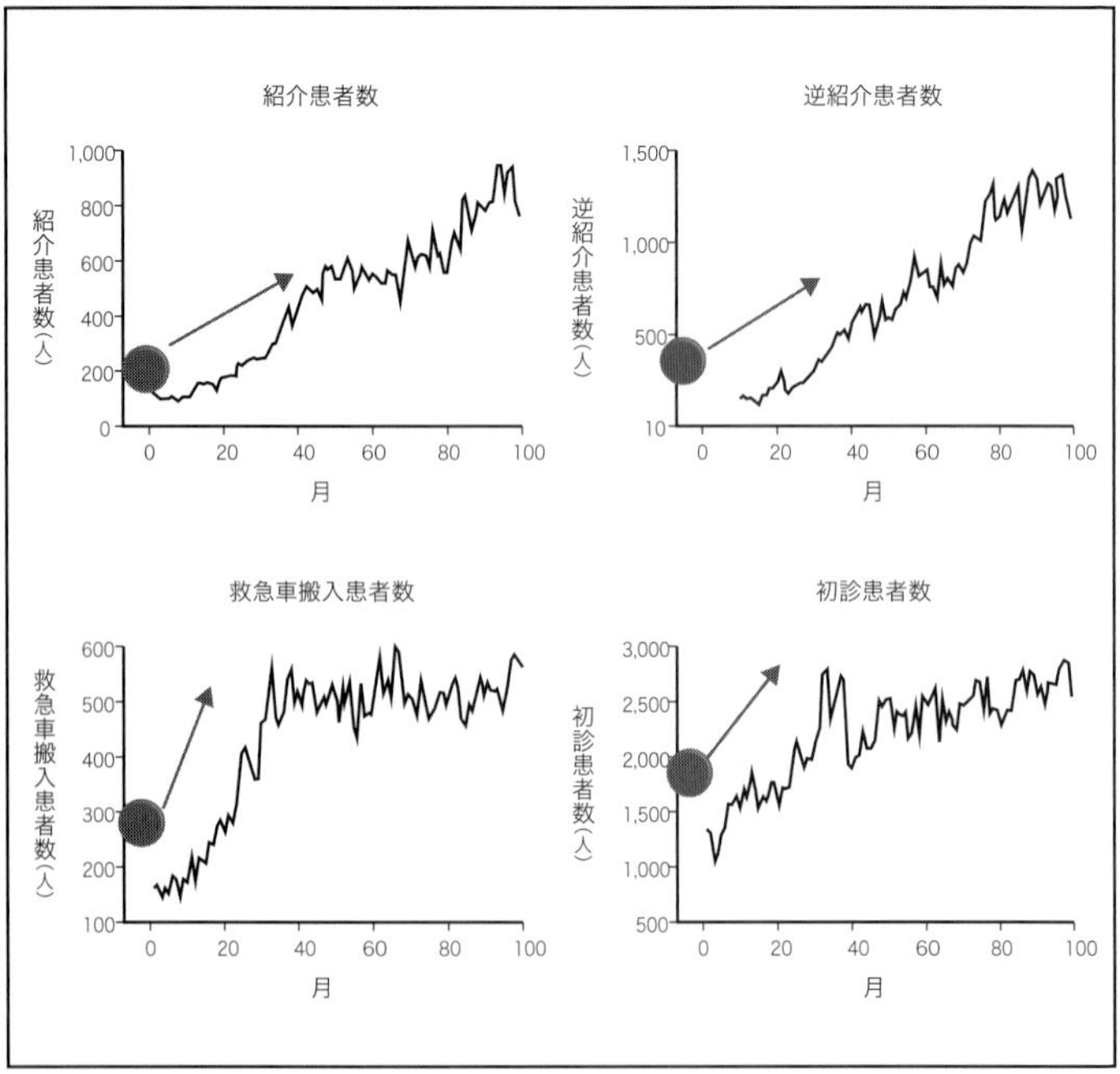

の職員を雇ったのですから、倒産するわけにはいかない重要な時期です。収益が一定の時期までにある程度増加しなければ、借金を返せなくなるかもしれません。やはり、必死に患者さんを集めざるを得ません。

さて、当院では開設当初のphase-1にどのような対応をし、その結果がどのようであったかを振り返ってみましょう。

私の病院経営の基本方針は、「病院は病院らしく機能する」です。すなわち一次の患者さんは診療所で、病院は診療所で手に負えない二次の患者さんの紹介、あるいは診療の依頼を受けるというもので

図２　phase-1：月別の入院患者数、外来患者総数、再来患者数、新規患者数

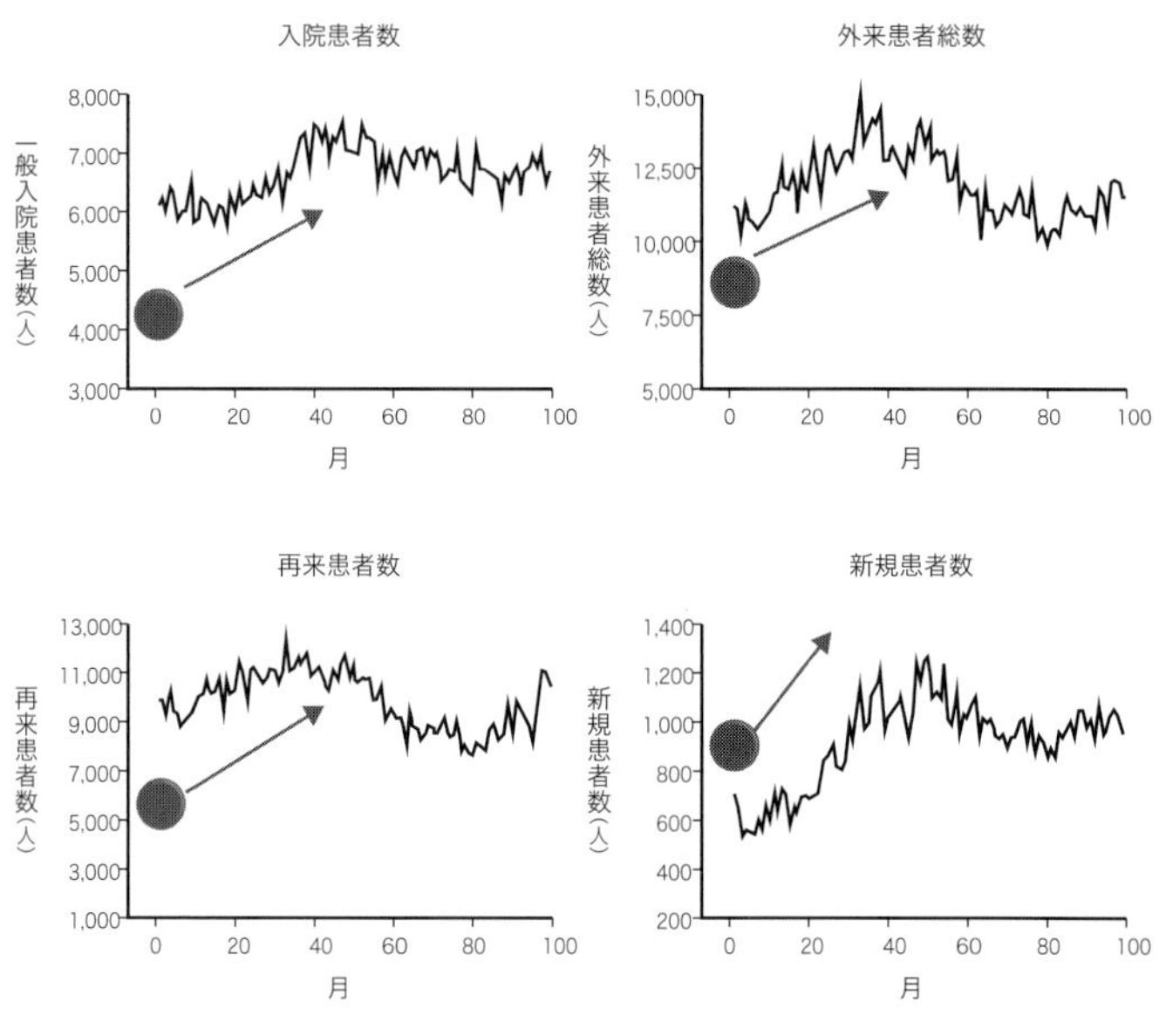

名声も良い評判もありません。えり好みなし。全ての患者を受け入れます。辛いとき・・・。

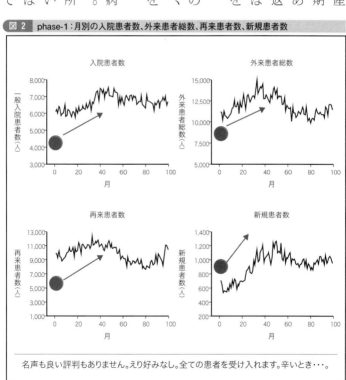

す。ただし、一次でも救急は病院が応需すべきでしょう。また落ち着いた患者さんは診療所に帰すという診療連携による効率的な病院経営をしようと考えていました。しかし、患者さんが病院でしか完遂できない疾患と判断して来院した場合までお断りはできないとも考えていました。患者さんの受診パターンの文化まで医師が完全にコントロールするのは難しいと判断したからです。

開設したばかりの当院の方針は、「自ら受診してきた患者さん、紹介されてきた患者さん、救急の患者さん全てを受け入れましょう。ただし、紹介されてきた患者さんは例外なく丁寧な返事を付けて必ず返しましょう」という方針にしました。つまり受け入れの良さと、紹介患者を必ず返すことを方針としました。引き継ぎの患者さんがいるため、最初から紹介患者の増加にも手をつけることができたのです。しかし逆紹介までは手が回らず、開設当初の一〇ヵ月あまりは逆紹介率のデータもありませんし、逆紹介率が紹介率を凌駕するのは少し後になります。しかし、本当に新規の病院はこの phase-1 を当院のように紹介にまで手を伸ばす方針でいくのは厳しいかも知れません。何が何でも患者さんを集めなければ、という時期です。従って、受け入れの良さで少しでも患者さんを集めることに徹する必要があるでしょう。

当院の病院経営の部分は以上のように進めましたが、病院医療の安全と質の部分に関しては、臨床、研究、教育の三つの面から考えるべきで、しかも開設当初から欠くことなく真摯に取り組まねばなりません。ここでは、医療の安全と質の面については本論の趣旨から外れますので割愛します。

開設から順調な発展「phase-1　何が何でも患者数増」の終焉

開設から順調な発展を遂げると、開設当初は病院スタッフの高い意識と強い意欲で患者さんを積極的に引き受けてきた病院スタッフも、患者さんの数の増加と仕事量の負担に耐えきれなくなってくる時期が来ます。

この状況でたっぷりの黒字が出て余裕の経営であればよいのですが、日本の保険医療では、どのような患者さんも広く引き受けるスタンスで、スタッフの仕事に十分な余裕がありながら豊かな黒字を出すということはそう簡単ではありません。

さて図3をご覧ください。Y軸は上段左より、月別の入院患者数、外来患者総数、下段左より月別の再来患者数、新規患者数を示します。開院二〇～三〇ヵ月で入院患者数、外来患者数、再来患者数、さらには新規の患者数もほぼピークあるいはプラトーに達しました。早くも二～三年余りでphase-1の限界に達したようです。

次に図4をご覧ください。X軸は経過月数、Y軸は上段左より紹介患者数、逆紹介患者数、下段左より救急車搬入患者数、初診患者数を示します。これらのグラフに図3で仮定した

phase-1の限界に入ったタイミングを丸で示しました。この時点では、紹介患者数（率）も救急車搬入患者数もまだわずかでした。もちろん逆紹介患者数（率）などは数のうちに入らないほどで、初診患者数もこれから伸びていくというところでした。しかし、この時点では、紹介患者数（率）、救急車搬入患者数、逆紹介患者数（率）、初診患者数がこれから増えていくなどということは全く見えなかったのです。

患者さんを幅広く受け入れることで発展してきた病院も一息つくところです。そこで次の戦

図3　phase-1 末期：月別の入院患者数、外来患者総数、再来患者数、新規患者数

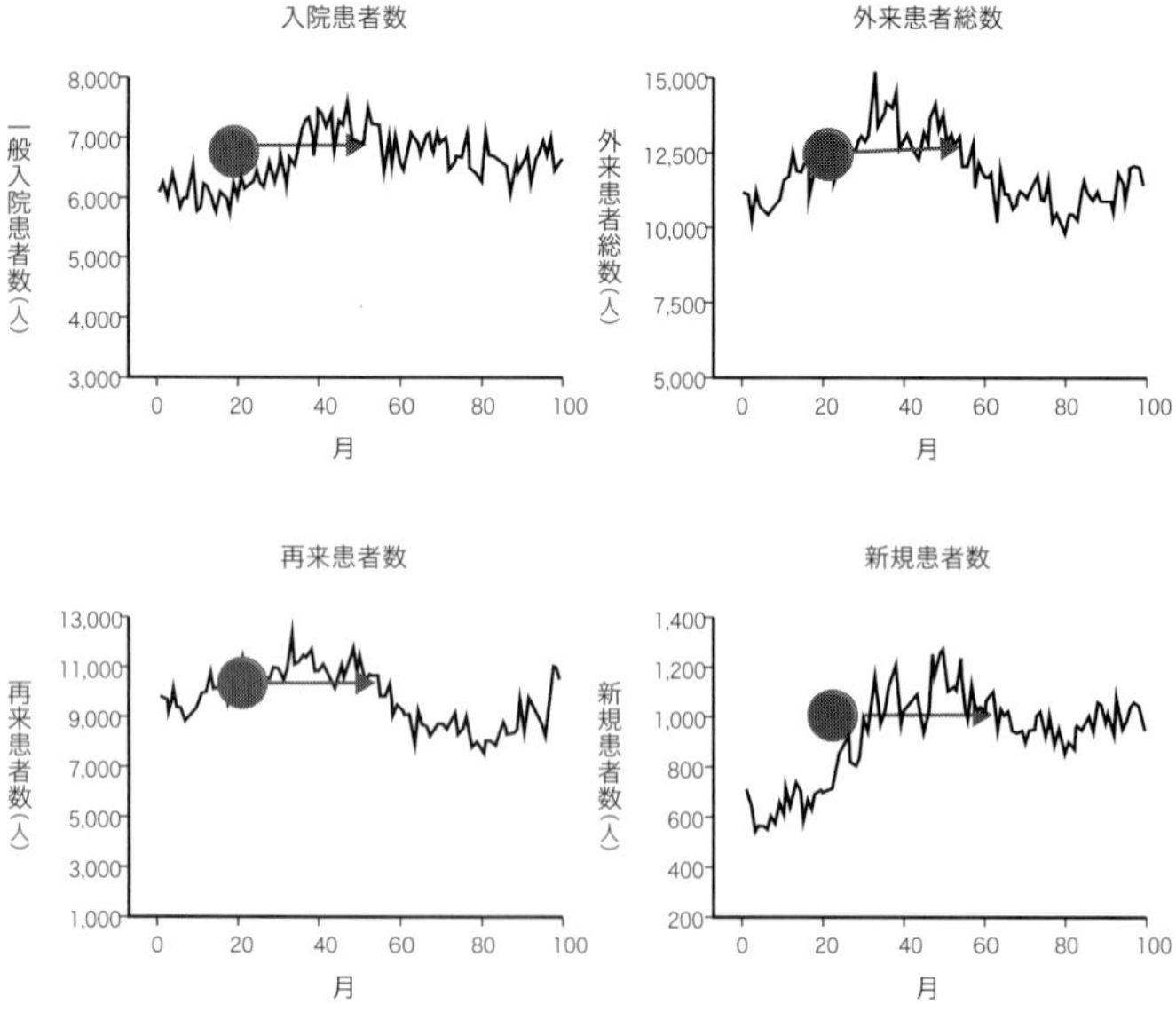

えり好みせず全ての患者を受け入れた結果、対応が良いと評判も上がり
患者数も増えましたが、最近は患者さんが増えません・・・。

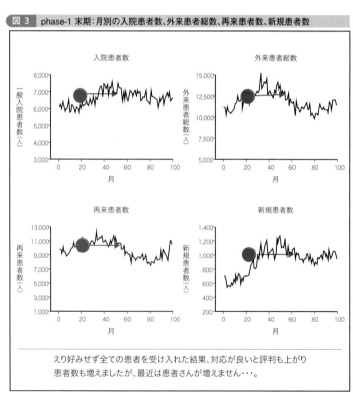

略を考えなければなりません。

たいていの場合には損益計算書を見て人件費が伸びてきているとか、薬品代や医療材料費などの経費がどんどん増えてきているなどという答えが出るかと思います。これはもちろん重要な医業指標ですが、単純に費用の削減や人件費の削減を進めると、これまで圧倒的な献身で無理をこなしてきた職員の意欲が低下し、病院の業績が急に落ちることがあります。無駄な出費の削減は重要ですが、ここで経費削減のみの対応は職員の士気を失います。経営者は合理的な収益増の道を示さなければなりません。収益増加を視野に入れて、各種患者数、入院・外来の単価、

図 4　phase-1 末期：月別の紹介患者数、逆紹介患者数、救急車搬入患者数、初診患者数

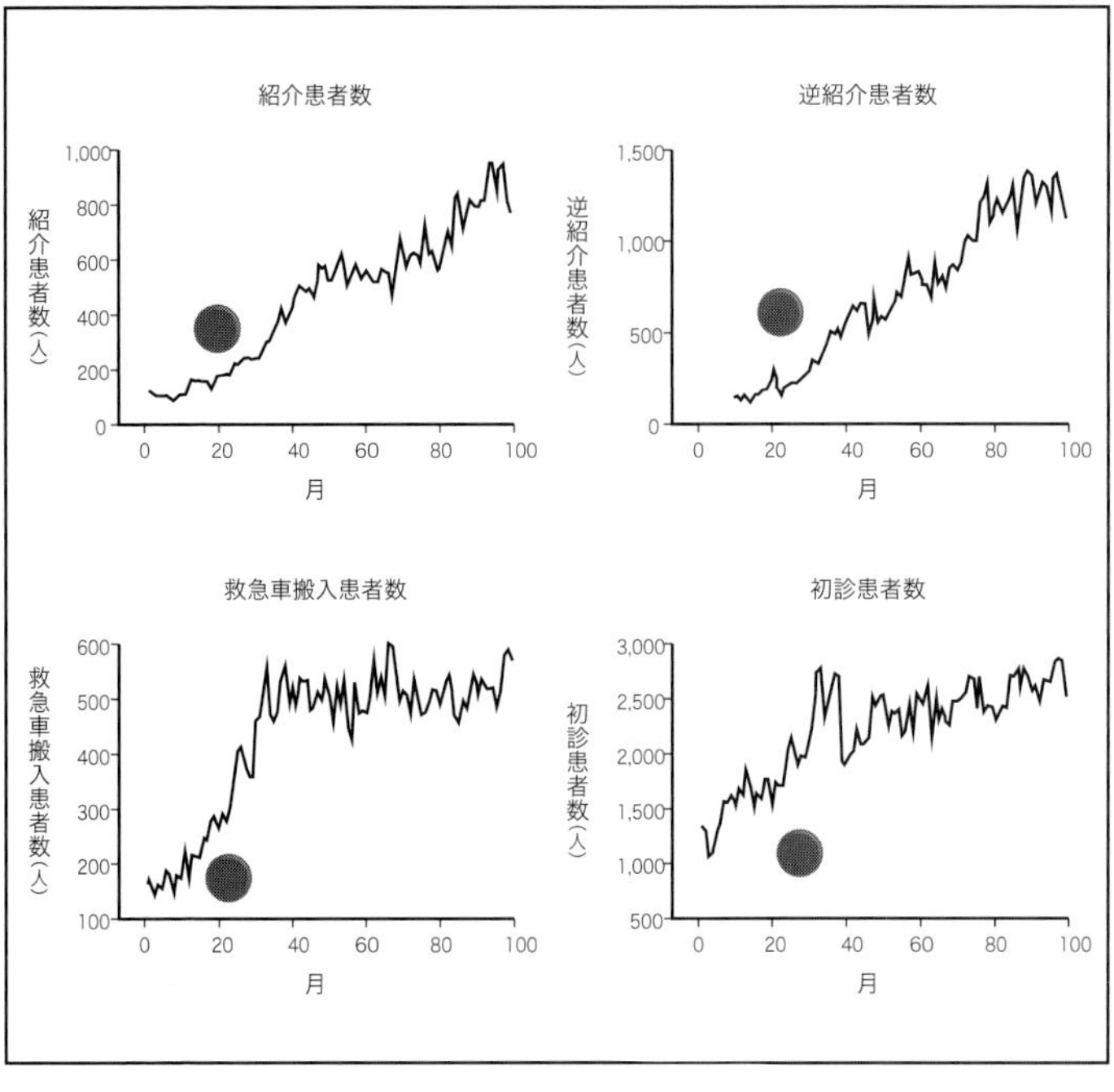

平均在院日数、入院収益、外来収益などの医業指標を経時的に振り返れば、さまざまな問題点が見えてきます。賢明な経営者なら簡単に問題点に気づき、短時間でその原因に到達するでしょう。外来単価が低い、入院単価が低い、紹介患者数（率）が少ない、救急患者数が少ない、平均在院日数が長いなどでしょう。

最初の病院運営方針の転換
「phase-2　全ての患者数増から選択へ」「紹介と救急を中心に」

入院であれ外来であれ、目標を患者数増加においた病院運営方針に限界を生じれば、病院は診療の質を上げ、診療単価が高い手術や侵襲的な検査を中心とした病院本来の診療に特化する必要があります。

私も自分の所属する循環器科で推進していた逆紹介・紹介を中心とした方針の成功から、紹介と逆紹介を中心とした診療連携を病院全体に積極的に推進する時期だと判断しました。このために紹介元にきちんと返事が送られているか、患者さんは紹介元に返されているかなどをチェックし、返されていない場合には紹介を受けた医師に注意を促すようなシステムも作りました。また救急や紹介をスムーズにするために、紹介医からの連絡を医師が直接受けるホットラインを設置し、電話の取り次ぎで生じるハザードをなくしました。さらに、診療所や病院で手に負えない患者さんを医師自ら迎えに行く、ドクターカーの運用を開始しました。特に入院患者さんを、退院時に診療所に紹介する形を逆紹介の最優先として推進しました。

逆紹介、紹介、そして救急に力を入れたphase-2の結果を図5に示します。その結果、入院患者数はほぼ限界のまま、外来患者総数、再来患者数は徐々に減少しました。

図6をご覧ください。逆紹介の推進を強力に始めたのはphase-2ですので紹介患者数は逆紹介の推進の結果急激に増加しました。救急車搬入患者数も急激に増加し、

図5　phase-2：月別の入院患者数、外来患者総数、再来患者数、新規患者数

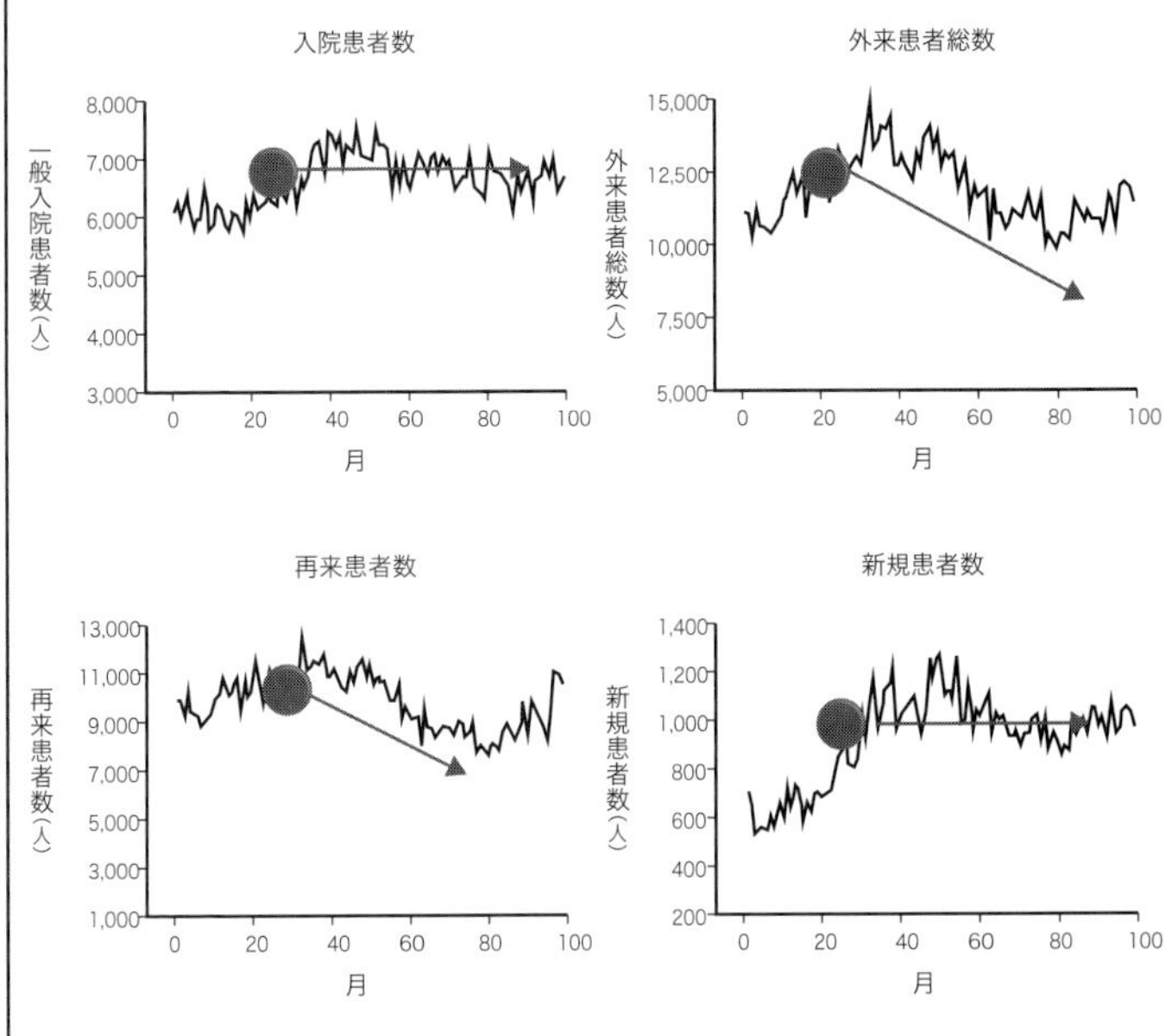

紹介・逆紹介・救急中心。入院・外来患者数は増えません。

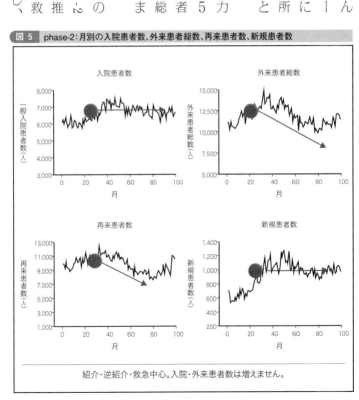

初診患者数も着実に増加しました。ところが、驚いたことに、救急車搬入患者数は急激に増加した後で嘘のように一定の台数になり、そのまま長期間救急車搬入患者数は変わりませんでした。紹介患者数、逆紹介患者数、初診患者数の増加は長く続き、phase-2当初は紹介患者数より救急車搬入患者数が多かったのですが、現在では紹介患者数が遙かに多く、さらに逆紹介患者数は紹介患者数よりずっと多いのです。

　phase-2では紹介患者数、救急車搬入患者数、初診患者数などが増加し、再来患者数が減少

図6　phase-2：月別の紹介患者数、逆紹介患者数、救急車搬入患者数、初診患者数

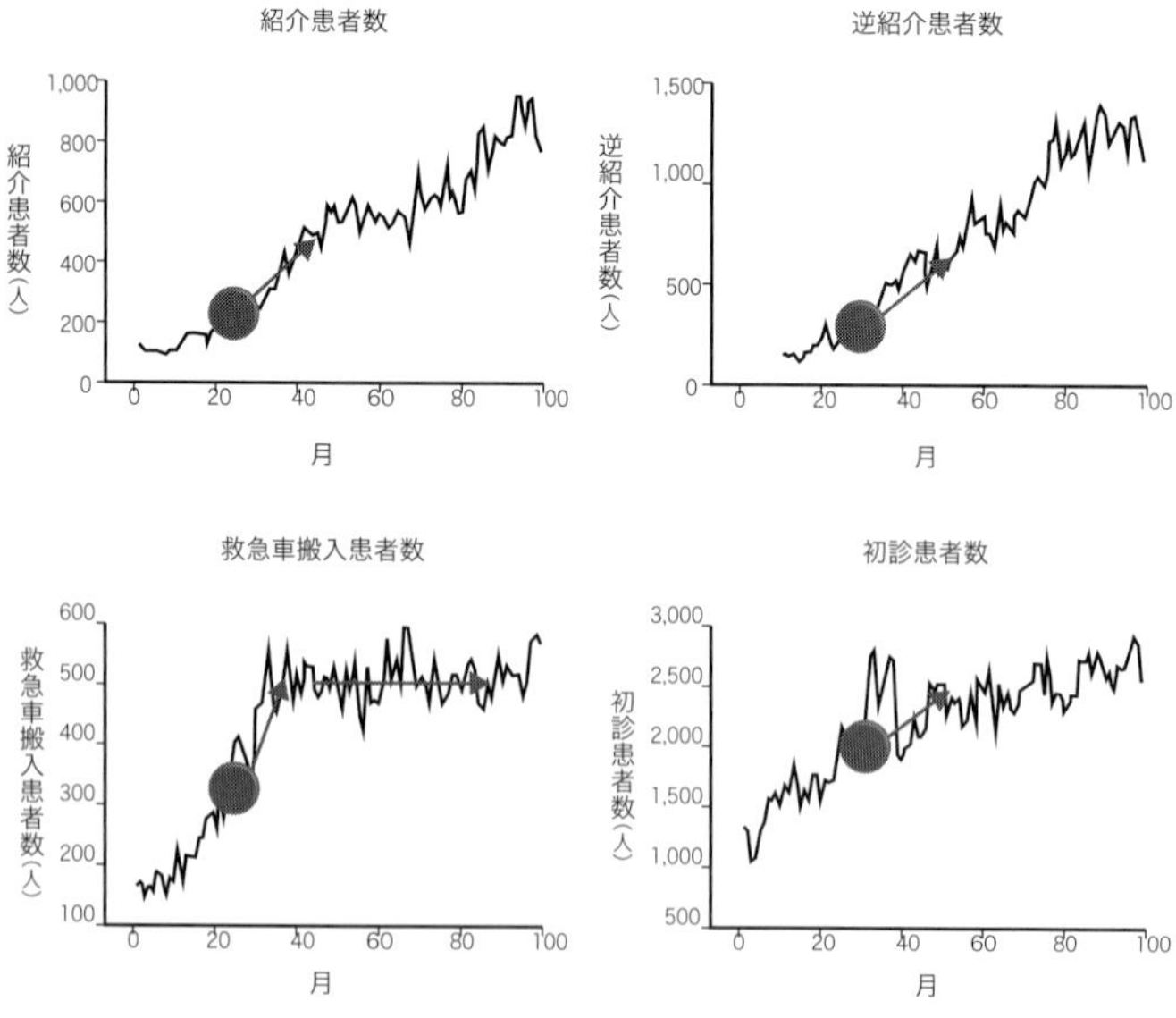

紹介患者数、逆紹介患者数、救急車搬入患者数、初診患者数は増加しました。
しかし、当院では、救急車搬入患者数は早期に頭打ちになりました。

するため外来患者総数を構成する患者さんのタイプが異なってきます。その結果、入院患者数を構成する患者さんのタイプにも変化が生じます。この結果が収益にどう影響するかを見てみましょう。図7をご覧ください。X軸は全て経過月数です。Y軸は上段左より医業収益、入院収益、外来収益であり、下段左から平均在院日数、入院診療単価、外来診療単価を示しました。下段中央の入院単価と下段右の外来単価をご覧ください。phase-1の受け入れの良さとで限界を来したにもかかわらず、phase-2において紹介と逆紹介、救急を中心に展開した結果、入院診療単価と外来診療単価はさらに増加しました。唯一予想に反したことは、救急車搬入患者数はphase-2早期に停滞したことです。受け入れの良さ、勉強会、

図7　phase-2：月別の医業収益、入院収益、外来収益、平均在院日数、入院単価、外来単価

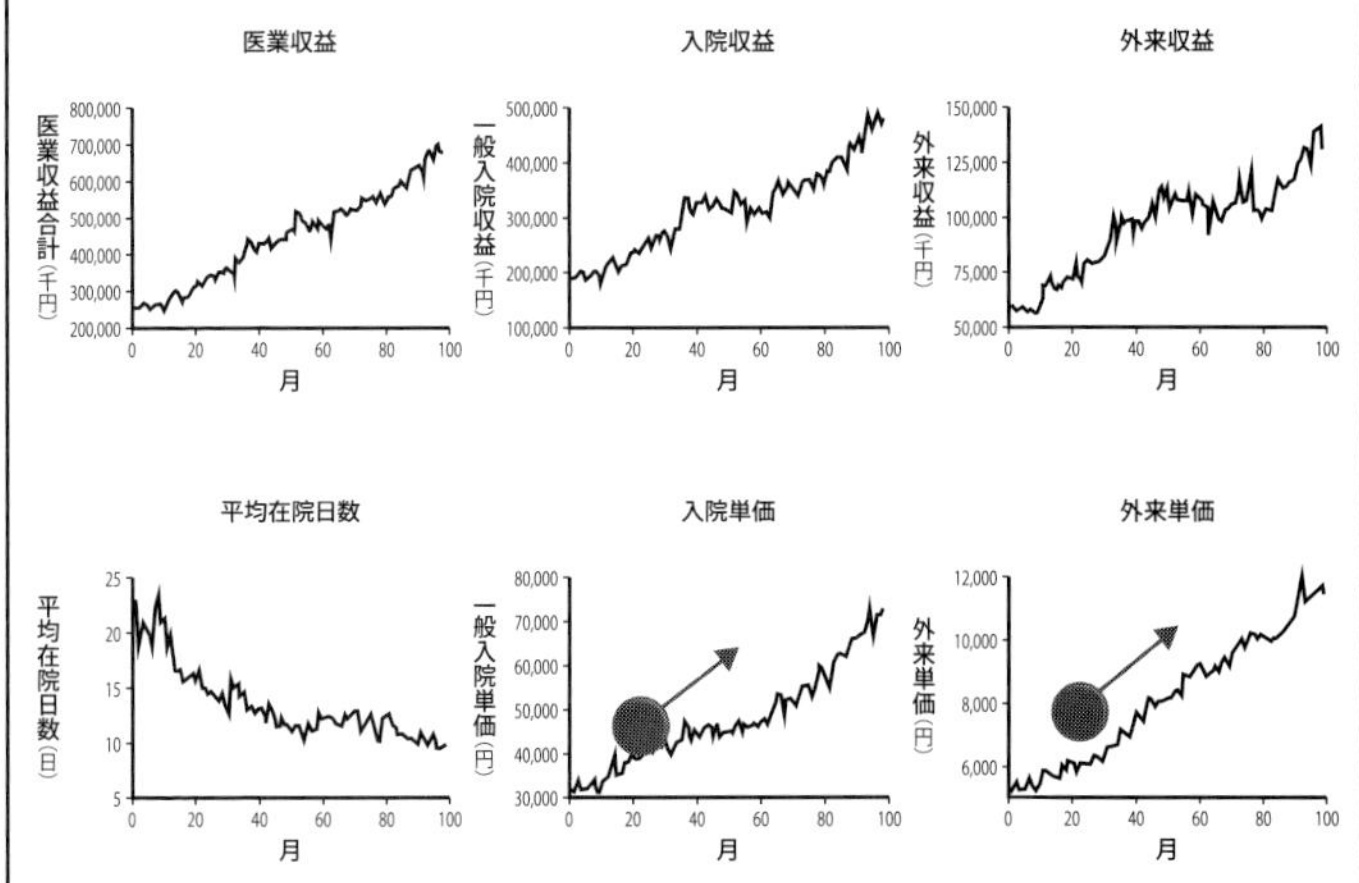

紹介中心で入院単価・外来単価はまだ増加します。
紹介とは別の要素である平均在院日数も入院単価の上昇に関係します。

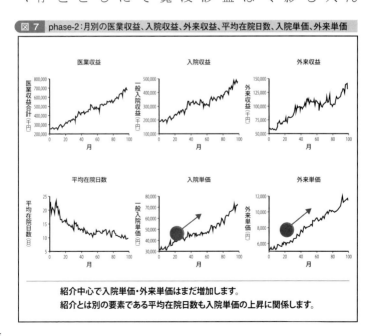

消防隊への挨拶回りなどを行い、さらに、救命救急センターの認定を受けても救急車搬入患者数に大きな変化は起こりませんでした。

phase-2でも図6に示しましたように、紹介患者数の増加により、図7に示しましたように、入院単価も外来単価も上昇し、入院・外来収益ともに順調に伸びました。しかし、phase-2で行ってきた①積極的な救急患者・車の受け入れ、②紹介患者を必ず返す、③逆紹介の推進、による救急車搬入患者数・紹介患者数の増加にもいつかは限界が来ると考えられます。

そこで、当院の場合には救急車搬入患者数の増加に停滞が生じ、紹介患者数、逆紹介患者数の増加に限界が見えた時期をphase-2の終了と考えたいと思います。

ようやくphase-3

「患者数増から患者単価増へ」「紹介と救急を中心に」を合い言葉に推進してきたphase-2もようやく終了しました。

図8に示したphase-3では救急車搬入患者数は完全に停滞していますが、逆紹介とともに紹介患者数と紹介患者数の増加に関連すると思われる初診患者数の増加がわずかに認められます。紹介患者数はまだ少しは増加しています。救急車搬入患者数が減少しないように受け入れの良さをキープすることも大切です。しかし、何らかの方法で入院・あるいは外来の診

療単価の増加を図る必要があります。

図9をご覧ください。

phase-3では紹介患者数が少し増えていても逆紹介も同じ動きをしていますので、月別の入院患者数、外来患者総数、再来入患者数、新規患者数に変わりはないようです。入院患者数増加には必ず許可病床数の限界があり、気を抜けば入院患者数までも減少する可能性さえあります。入院患者数増加に限界がある事から入院収益の増加には入院単価の増加が重要です。

図10をご覧ください。当院のphase-3では何とか下段中央の

図8　phase-3：月別の紹介患者数、逆紹介患者数、救急車搬入患者数、初診患者数

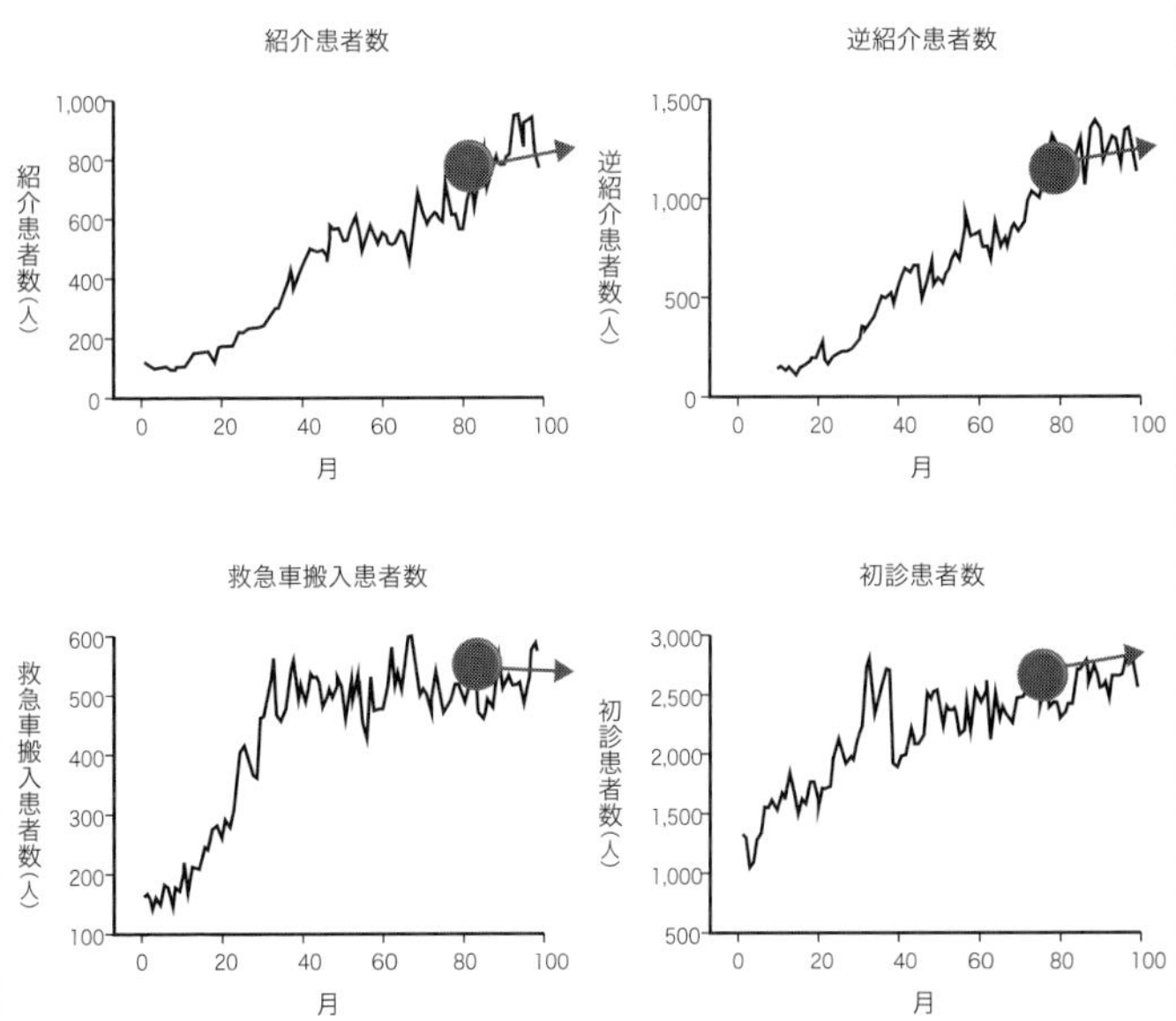

とうとう救急車搬入患者数は増加せず。
紹介患者数、逆紹介患者数は微増です。

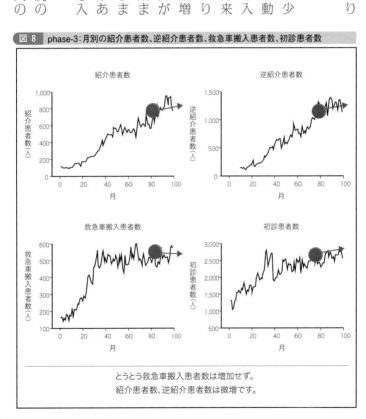

入院単価、下段右の外来単価ともに継続的に増加させることができました。

それでは、当院のphase-3ではどのような方針で臨んだのでしょうか。ここでは、さらに単価、特に入院単価を増やすにはどうすれば良いのかを考えました。前述したように病院の医業収益には、入院診療収益が外来診療収益よりずっと影響が大きいので、まずは入院単価の増加を推進する方法を考えることになります。もちろん外来単価も重要ですが、便宜上入院単価の向上を考えます。そのために取られる比較的簡単な最初の手段は平均在院日数の短縮です。実際には平均在院日数の短縮は

図 9　phase-3：月別の入院患者数、外来患者総数、再来患者数、新規患者数

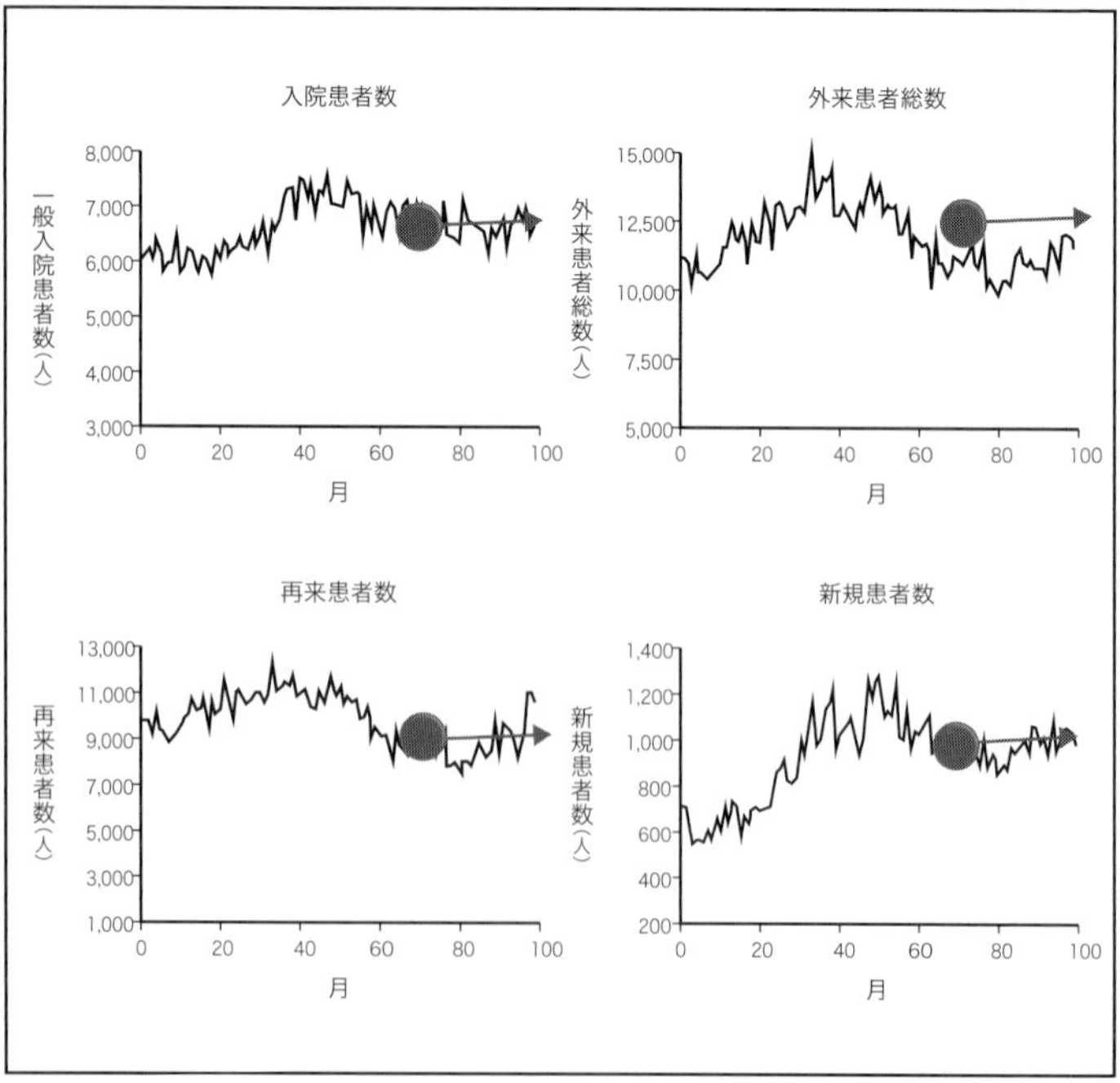

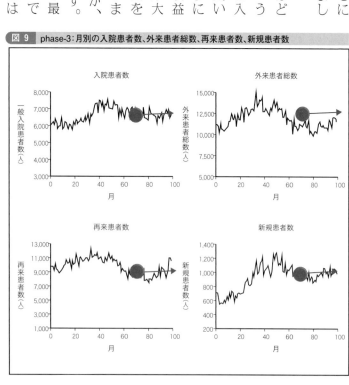

phaseで決まるものではなく、病床利用率が上がり、患者さんの受け入れに困難が出始める前から考えておかねばならないことです。

最初にすべきことは、無駄な入院日数を徹底的に削減することです。指示が漏れたり、検査や手術、説明などが一日遅くなるだけで平均在院日数に大きな影響が出ます。本格的な平均在院日数の短縮には病院の質の改善が必要です。手術や侵襲低検査、治療などの技術向上による治療成績の改善、クリティカルパスの充実などよる短縮などによって平均在院日数を削減しなければなりません。腕の良い外科医の手術成績は良好で入院日数は短いはず、という考えからです。例えば、平均在院日数が一〇日前後では一日退院が伸びるだけで約一〇パーセント入院患者数が減るのです。

図 10　phase-3：月別の医業収益、入院収益、外来収益、平均在院日数、入院単価、外来単価

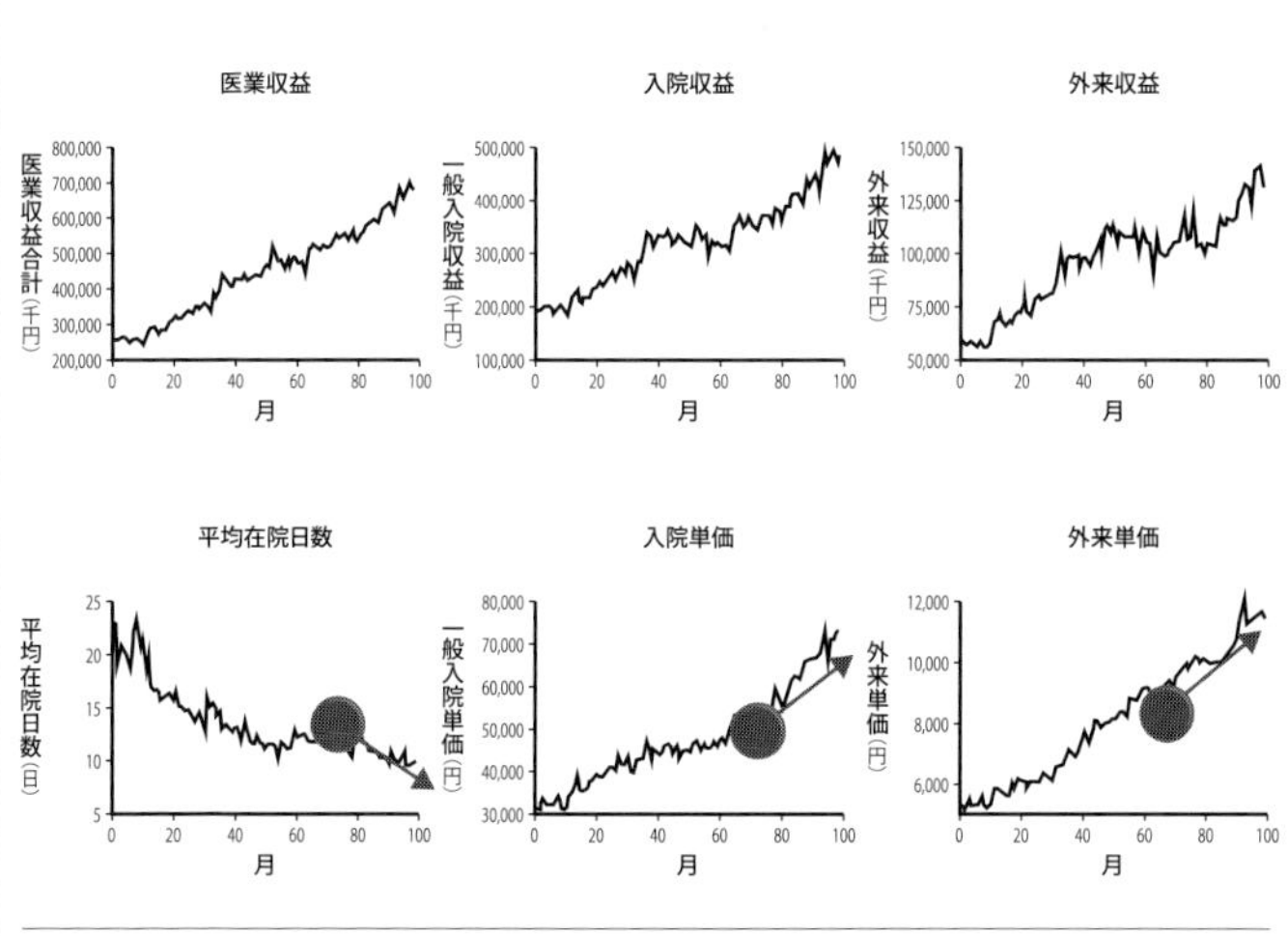

経済的には入院単価・外来単価はまだ伸びます。

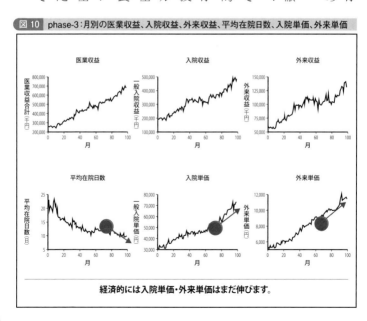

phase-3において行うべきことは本質的には診療の質の向上です。経営者としては、より高度な設備、機器の導入、スタッフの質と数の改善、高度な技術の導入等大きな投資を考慮しなければなりません。

病院としては特化と集約化を進め、専門性の高いセンターを作り、さらには外部からの超専門家の招聘などが必要になってくるかもしれません。この時点でも逆紹介と紹介患者数の増加を常に意識しなければならないのですが「phase-3では質の向上が最も重要」と考えられます。病院自体のブランド化と表現してもよいかもしれません。

私はphase-3では入院機能の充実を図りました。つまりICU、HCU、SCU、NICU、GCUなどの集中治療系の病室を増やしました。さらに早期に複数の三二〇列CTや血管造影装置を増設し、ロボット手術支援のダ・ヴィンチを導入し、高精度放射線治療装置やこれを操る医師を導入するなど目に見える質の向上を図りました。現在の当院はphase-3にあるだろうと考えています。もちろんphase-1、phase-2、さらには後述するphase-4いずれの要素も部分的にあるだろうと思います。いずれにせよ、私は紹介患者数の増加も目論んで投資をしましたが、phase-3は究極の入院単価の追求と考えるべきだと思います。phase-3は入院中心の発想で病院経営を行う時期なのです。

経営者は、最も力を入れるべきポイントをタイムリーに（phaseによって）つかみ、スタッフに戦略として分かりやすく示すことが重要と考えています。

それぞれの病院も発展の仕方によってphase-1から順序よく発展するものではなく各phaseに対応する状況は混在するが、よく状況を見極めて、戦略や戦術を使う必要があると考えます。今回示した急性期病院の定型的な発展形態の理解は状況の把握に役立つと考えられるため、これを頭に描き、的確に病院の方針を決めていただきたいと思います。

phase-4　外来機能の追求　―入院機能を外来へ―

phase-3は入院診療を医学的にも経営的にも追求する時期で、重症の疾患を集中的に治療し、早期に治癒させて退院させるというプロセスです。DPCという制度の根底にある考え方です。入院単価は高くとも短い在院日数で結果的に医療費は低く抑えられます。経験豊富で腕の良い医師が活躍でき、患者さんも病院に長く入院する必要がないという理想的な状況です。

さあ、それではphase-3を成就した一般急性期病院は次にどのように発展すべきでしょうか。

phase-3の限界、すなわち入院患者数には限界が来ており入院単価もこれ以上上がらないという状況になれば、残るは外来診療を追求することになります。医療経済的に表現すれば外来単価の増加です。つまり、これまで入院で行ってきた検査や手術やさまざまな治療を短い入院どころか入院なしで外来診療に移行しようということです。当然のことながら重症であるとか、大手術、侵襲の度合いが強い検査は入院下でしか行えませんが、早期退院を図り外来で入院診療の残りを行い、これまで入院下で行ってきた手術や侵襲的検査の一部も外来で行おうというものです。これまでも低侵襲手術センターなどという名称で、疼痛コントロールを丁寧に行って日帰りあるいはそれに近い状況で手術を行っていたところも多いと思います。最近では癌の外来化学療法、放射線治療なども発達してきています。

phase-4はこの外来機能を本格化し、結果として外来単価と外来収益が上がるというものです。さらに比較的入院単価の低い検査や入院を外来での診療に移行させれば、空いた病床をさらに重症の高単価入院診療に回すこともできます。

当院はphase-3にあると思っていますが、phase-4としての外来機能の追求も行っています。ここ三年ほど入院単価が八万円足らずで足踏みしています。入院単価の多寡ではphase-3の限界を判断するのは困難です。なぜなら、診療科の構成、DPC係数その他入院単価を構成する要素はさまざまだからです。その定義からも明らかですが、入院単価の増加が本格的に足踏みするところがphase-3の限界と考えるべきです。

今回示した一般病院の発展形式を定型的に歩む病院はほんの一部でしかありません。多くの病院はここに示した病院の発展過程を見て、地域の需要や病院の供給体制を考えて対応していくことになるでしょう。例えば、当院はphase-3の入院診療を追求しながら、phase-4

の典型である日帰り手術センターや日帰りの血管造影などを導入しています。このような病院はむしろありふれていると言うべきでしょう。phaseというより単なる戦略と考えてもよいのかもしれません。

私が提示した一般病院の例は急性期病院を追求した一つのモデルです。しかし、このモデルにはさまざまな要素が含まれており、この発展形態の理解は必ず病院経営に役立つと考えられます。すなわちこの定型モデルを利用する病院にとって役立つのみならず、慢性期を中心とした病院の経営モデルの戦略作りに必要な一般病院の動きが示されているからです。当然診療所の医師がこのモデルを通して一般病院との診療連携を上手に行うことにも役立つと考えられます。

つまり、一般病院のみならず、診療連携を行う診療所、中小病院、大病院、さらには有名病院、特定機能病院など連携を必要としないいずれの施設の経営にも役立つはずです。

繰り返しますが、このモデルを頭に入れて、ご自分の病院の置かれた立場や時期（phase）、状況で、実際のスタッフ、地域性、現状の設備、機器などを考慮に入れて、今後の方針を考えていただきたいと思います。

一般病院の発展における診療連携の意義

もうお気づきのことと思いますが、このような病院の発展（変化）を遂げるには患者さんが存在し、集まってくることが条件です。しかし、患者数の増加だけではあまりに診療効率が悪く、願わくば、勤務医や医療スタッフ、病院は、病院が診療すべき患者さんが集まることを欲しています。

私は、いずれの時期の病院においても、病院が診療すべき患者さんを集めるための最適な機能は診療所を中心とした一次の診療を行う医師にあり、病院が病院たる所以を発揮するには、良好な診療連携が必要欠くべからざるものだと考えています。

（公益社団法人地域医療振興協会　副理事長
横須賀市立うわまち病院　管理者）

超高齢化社会に向けて
―限界集落における医療の継続性―

折茂賢一郎

はじめに

平成二七年版高齢社会白書（概要版）によると、わが国の総人口は平成二六（二〇一四）年一〇月一日現在、一億二、七〇八万人、六五歳以上の高齢者人口は過去最高の三、三〇〇万人（前年三、一九〇万人）、六五歳以上を男女別にみると、男性は一、四二三万人、女性は一、八七七万人で、性比（女性人口一〇〇人に対する男性人口）は七五・八人になる。そして、総人口に占める六五歳以上人口の割合（高齢化率）は二六・〇パーセント（前年二五・一パーセント）。そのうち、「六五～七四歳人口」（前期高齢者）は一、七〇八万人、総人口に占める割合は一三・四パーセントで、「七五歳以上人口」（後期高齢者）は一、五九二万人、総人口に占める割合は一二・五パーセントになる。表1に示すように、わが国はすでに人口減少社会と言われているが、一年前の平成二五年一〇月一日と比して総人口で約二二万人が減少していることが分かる。相反して、高齢者人口は一一〇万人の増加、つまり人口減少かつ超高齢化進展化社会ということである。さらに、生産人口年齢は一一六万人の減少であり、年少人口も一六万人の減少、つまり少子化進展により、活力ある社会をつくる源となる働く世代の減少がもたらす意味は、あえて言及する必要がないほどである。

市区町村が消滅？

市区町村（自治体）の消滅可能性を日本創成会議で伝えた増田寛也氏（元 岩手県知事・総務大臣）の示した地方消滅データ（二〇一四年五月八日発表）は多くの国民に衝撃を与えた。図1は、今後ますます人口が減少し、二〇六〇年には総人口が九千万人を割り込み、高齢化率が四〇パーセントほどになることを示している。最近では「極点社会」なる言葉もささやかれている。極点社会とは、地方は高齢者が減少、若年女性が流出することで存亡の危機に陥る一方で、大都市

表1　日本の人口の推移

		平成26年10月1日			平成25年10月1日		
		総数	男	女	総数	男	女
人口（万人）	総人口	12,708	6180 （性比）94.7	6,528	12,730	6191 （性比）94.7	6,539
	高齢者人口（65歳以上）	3,300	1423 （性比）75.8	1,877	3,190	1370 （性比）75.3	1,820
	65～74歳人口	1,708	810 （性比）90.2	898	1,630	772 （性比）90.0	858
	75歳以上人口	1,592	612 （性比）62.5	979	1,560	598 （性比）62.2	962
	生産年齢人口（15～64歳）	7,785	3926 （性比）101.7	3,859	7,901	3981 （性比）101.6	3,920
	年少人口（0～14歳）	1,623	832 （性比）105.1	792	1,639	840 （性比）105.0	800
構成比（％）	総人口	100.0	100.0	100.0	100.0	100.0	100.0
	高齢者人口（高齢化率）	26.0	23.0	28.8	25.1	22.1	27.8
	65～74歳人口	13.4	13.1	13.8	12.8	12.5	13.1
	75歳以上人口	12.5	9.9	15.0	12.3	9.7	14.7
	生産年齢人口	61.3	63.5	59.1	62.1	64.3	59.9
	年少人口	12.8	13.5	12.1	12.9	13.6	12.2

（注）「性比」は、女性人口100人に対する男性人口　　資料：総務省「人口推計」（各年10月1日現在）

ばかりに人が集中し、最終的には国全体が縮小していくいびつな社会とも言われている。そして衝撃的なのは、全国で八九六の自治体が消滅する可能性があると指摘されたことである。「市区町村（自治体）消滅」とは、市区町村（自治体）が消えてなくなるという意味の消滅ではない。現在の機能を維持できなくなるという意味であり、その状態は財政破綻を意味している。

平成七二（二〇六〇）年には、二・五人に一人が六五歳以上、四人に一人が七五歳以上

総人口が減少する中で、高齢化率は上昇している。高齢者人口は、いわゆる「団塊の世代」（昭和二二（一九四七）〜二四（一九四九）年に生まれた人）が六五歳以上となる平成二七（二〇一五）年には三、三九五万人となり、その後も増加すると言われている。平成五四（二〇四二）年に三、八七八万人でピークを迎え、その後は減少に転じつつも高齢化率は上昇し続ける。平成七二（二〇六〇）年には高齢化率は三九・九パーセントに達し、二・五人に一人が六五歳以上で、七五歳以上人口が総人口の二六・九パーセントとなり四人に一人が七五歳以上ということになる（図2）。

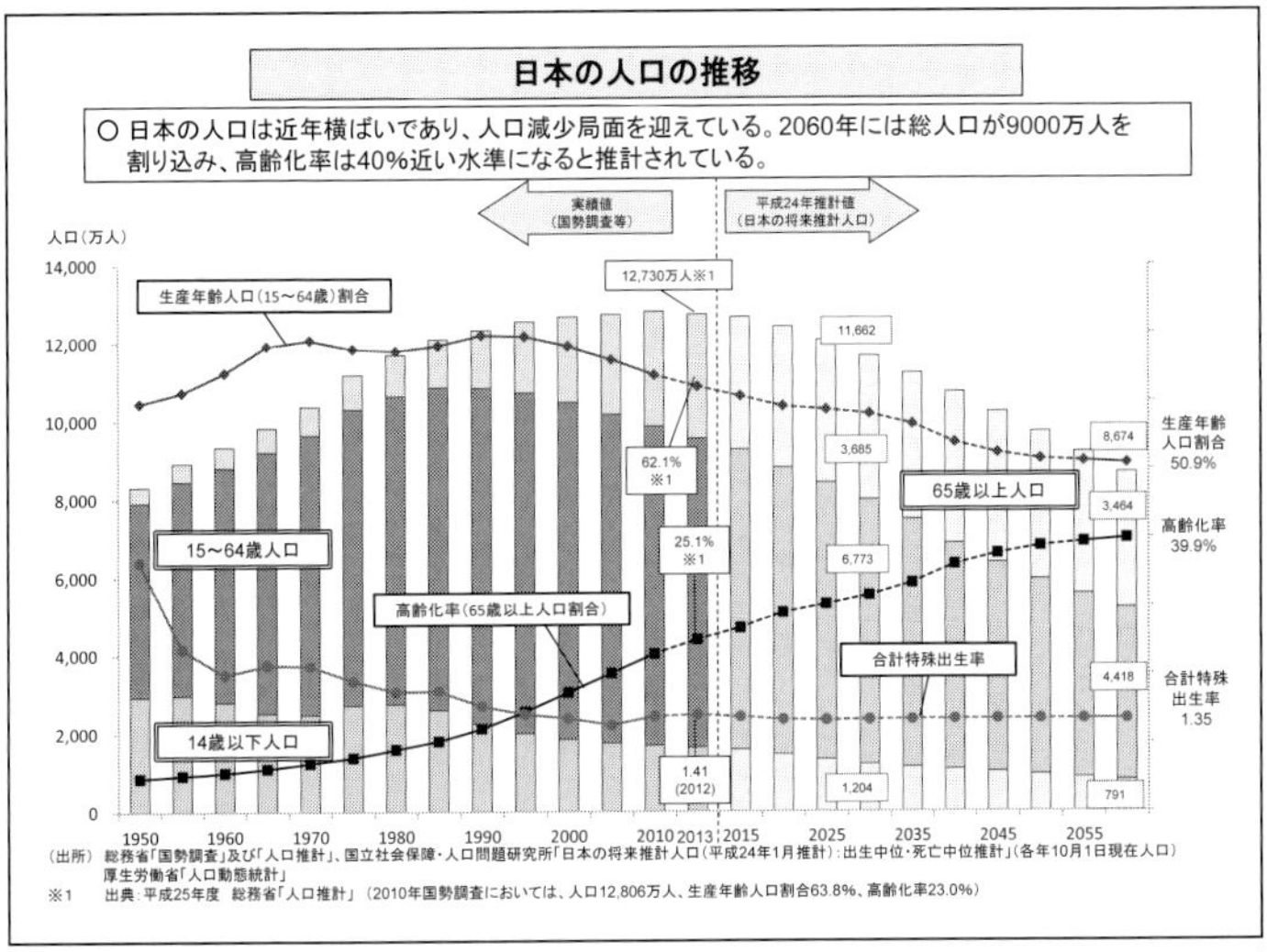

図１　人口推移の図　　　　出典：日本の人口の推移-厚生労働省「人口動態統計」

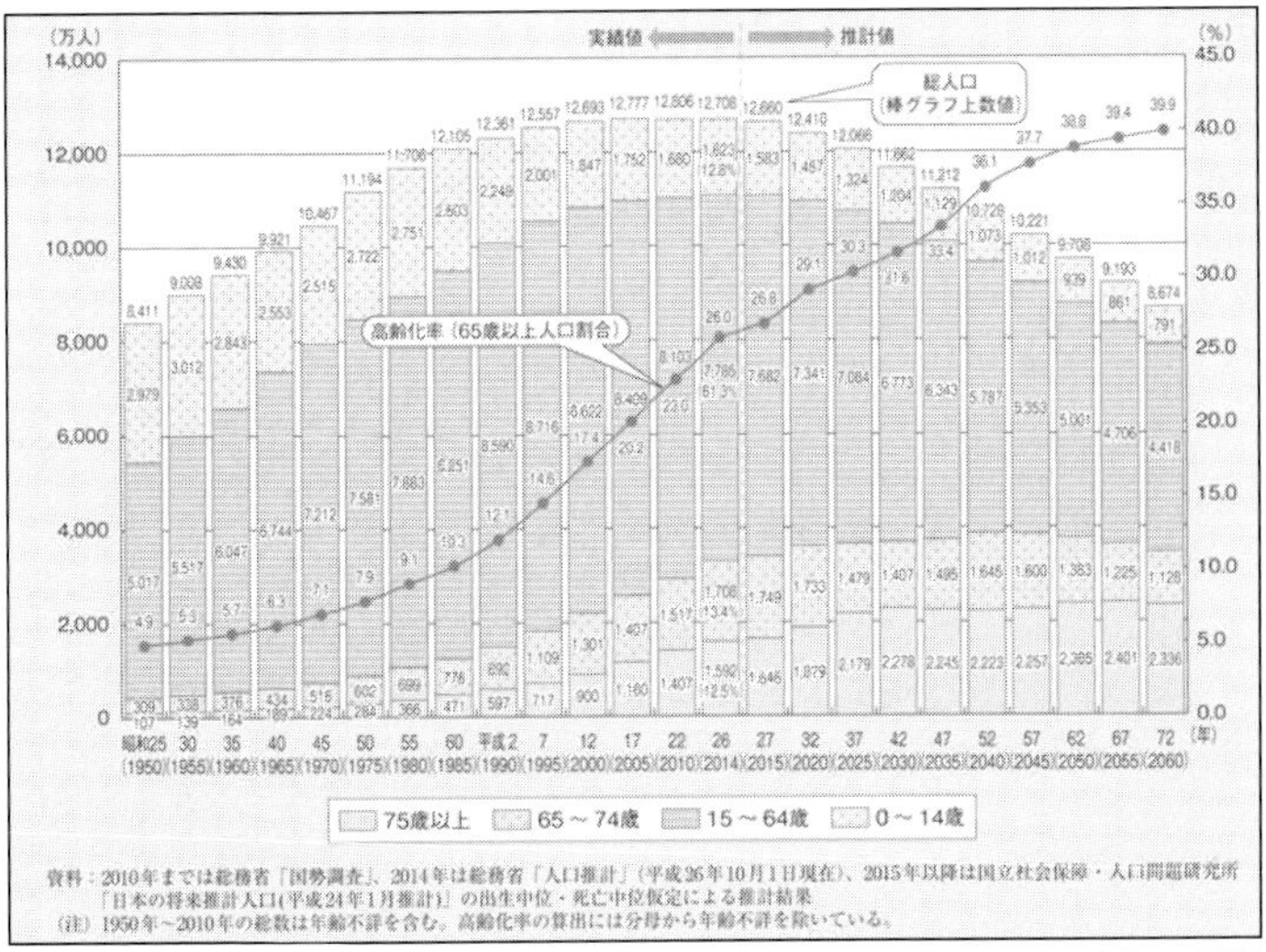

図２　高齢化の推移と将来推計　　　　〔平成27年版高齢社会白書より引用〕

世界最高の高齢社会・日本

先進諸国の高齢化率と比較すると、わが国は、一九八〇年代までは下位、九〇年代にはほぼ中位だが、平成一七（二〇〇五）年には最も高い水準となった。図3を見れば一目瞭然である。このことは、現在の日本が高齢社会にどのように対処するのかが、今後の世界の模範になる、あるいは失望につながるということである。ましてや、われわれ地域医療振興協会が関与することの多い山間地や離島などは、わが国の中でも最先端にいるわけであり、世界が経験していないことの解決策を示すチャンスと言えよう。

若年者が高齢者をいかに支えるか

現役世代一・三人で一人の高齢者を支える社会が到来する。図4に示すように平成二六（二〇一四）年には、高齢者一人に対して現役世代（一五〜六四歳）二・四人なのに、平成七二（二〇六〇）年には、高齢者一人に対して現役世代（一五〜六四歳）一・三人で支えなくてはならない。「二〇二五年問題」が叫ばれているが、これは団塊の世代全員が後期高齢者になるという意味であり、高齢化問題が九年後に始まるという意味ではない。事態はすでに開始されており、二〇六〇年にはさらに深刻になるというものだ。

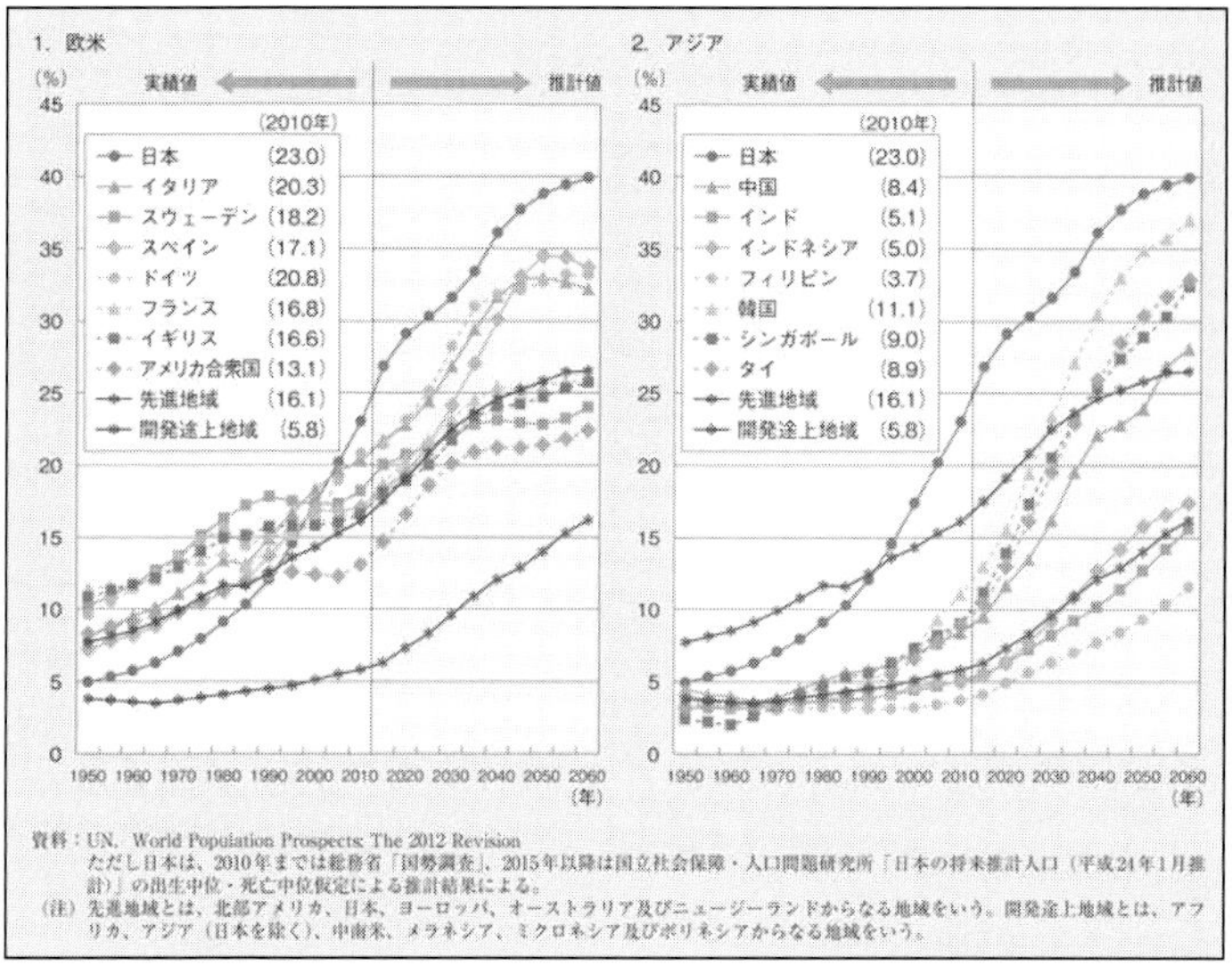

図３　世界の高齢化率の推移　〔平成27年版高齢社会白書より引用〕

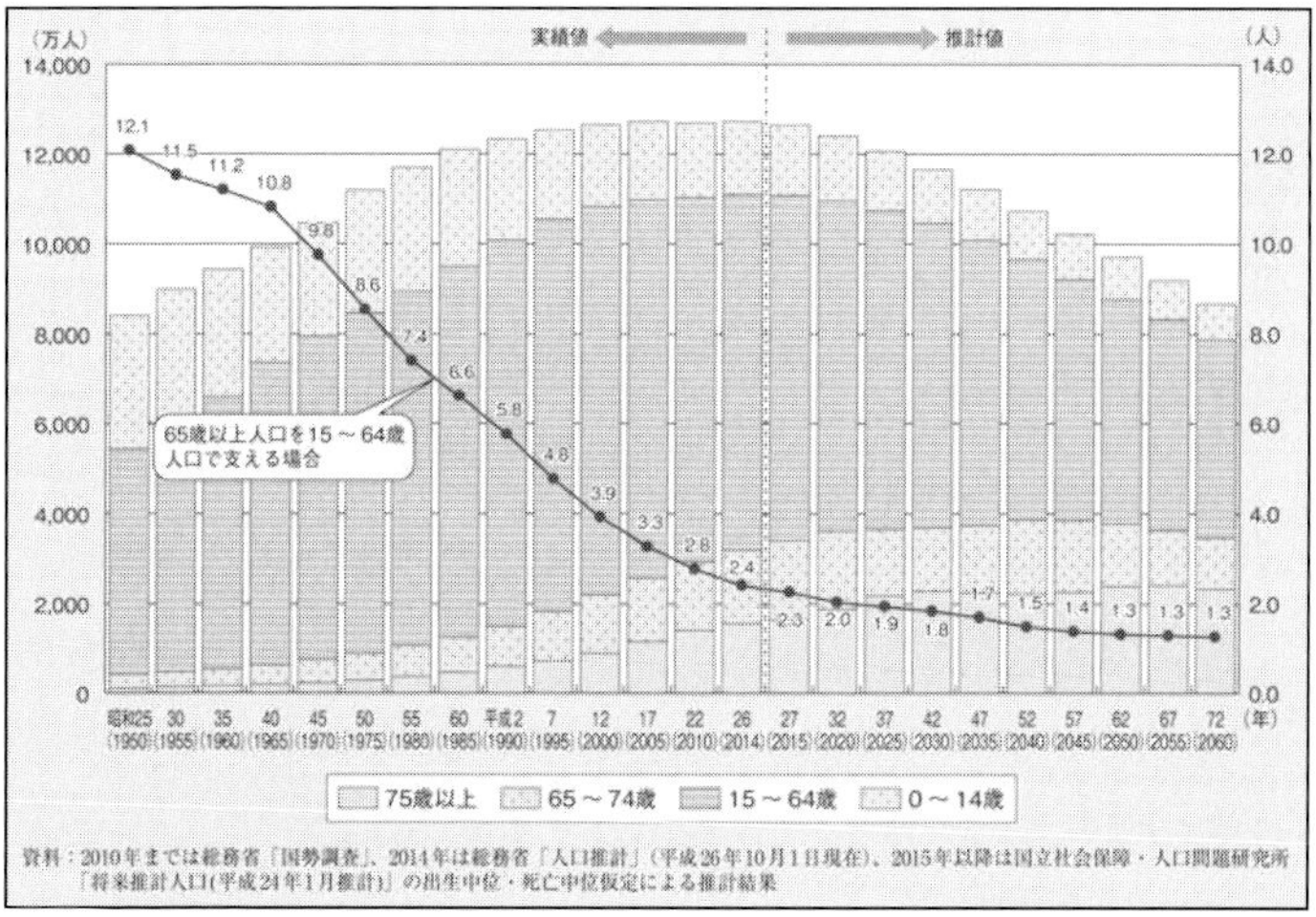

図４　高齢世代人口の比率　〔平成27年版高齢社会白書より引用〕

では平均寿命は？

将来の平均寿命は男性八四・一九歳、女性九〇・九三歳と推計されている。平成二五（二〇一三）年現在の平均寿命は、男性八〇・二一年、女性八六・六一年であるが、平成七二（二〇六〇）年には、男性八四・一九年、女性九〇・九三年となり、女性の平均寿命は九〇年を超えると見込まれている（図5）。長寿は素晴らしいこと、不老長寿・不老不死は太古の昔からの夢であった。しかし、生命体としての人間には、たとえ遺伝子治療などが進展したとしても、必ず「死」という終焉が訪れる。そして、高齢者は認知症の合併率が右肩上がりで増える。

表2（平成一八年九月二七日、厚労省第一回介護施設の在り方等委員会資料）のように、年齢とともに明らかに認知症高齢者も増えてくる。

図6は国立長寿医療センターが発表している年齢別の認知症発症率である。

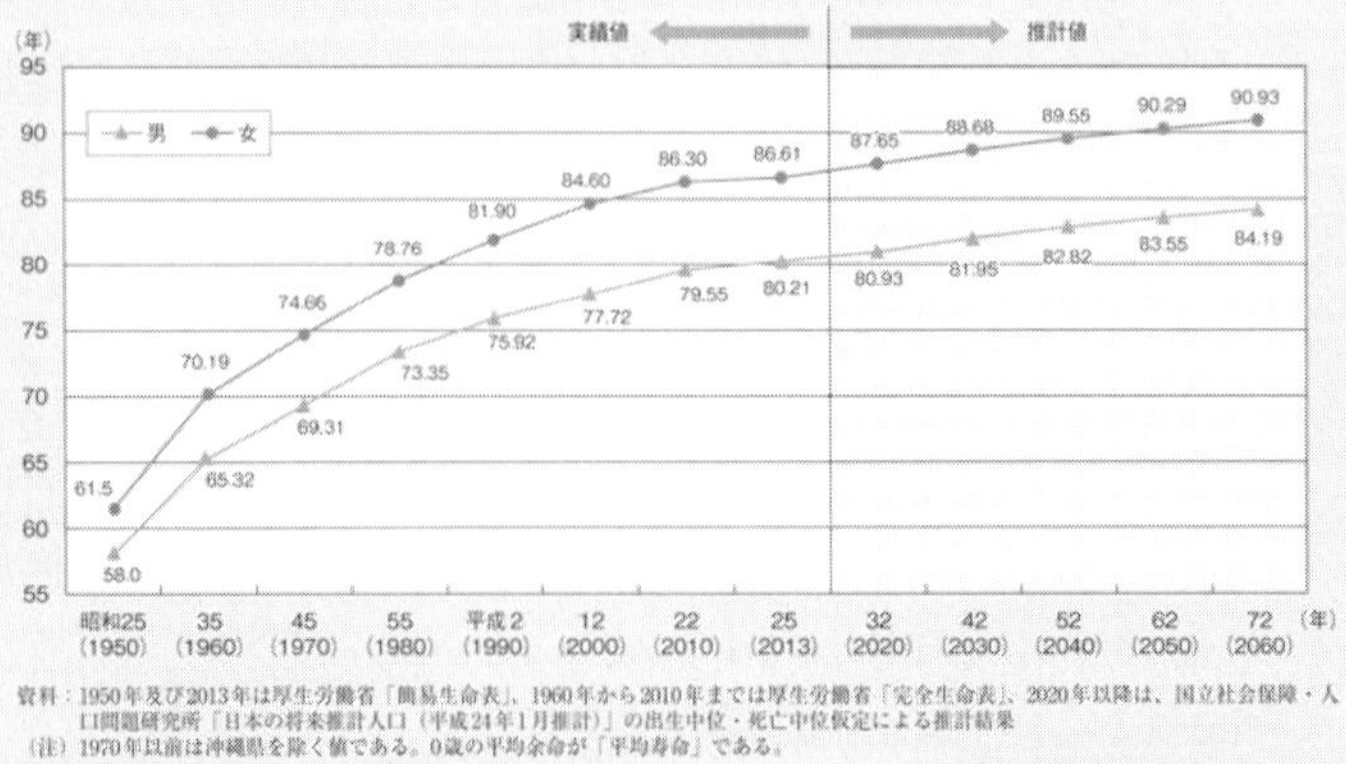

資料：1950年及び2013年は厚生労働省「簡易生命表」、1960年から2010年までは厚生労働省「完全生命表」、2020年以降は、国立社会保障・人口問題研究所「日本の将来推計人口（平成24年1月推計）」の出生中位・死亡中位仮定による推計結果
（注）1970年以前は沖縄県を除く値である。0歳の平均余命が「平均寿命」である。

図5　平均寿命の推移　〔平成27年版高齢社会白書より引用〕

表２　要介護者の認知症老人の自立度

要介護者の認知症老人自立度（2002年９月末現在）		要介護者要支援者	認定申請時の所在（再掲）　単位：万人				
			居宅	特別養護老人ホーム	老人保健施設	介護療養型医療施設	その他の施設
総数		314	210	32	25	12	34
再掲	認知症自立度Ⅱ以上	149	73	27	20	10	19
	認知症自立度Ⅲ以上	79（25）	28（15）	20（4）	13（4）	8（1）	11（2）

将来推計	2002年	2005年	2010年	2015年	2020年	2025年	2030年	2035年	2040年	2045年
認知症自立度Ⅱ以上	149	169	208	250	289	323	353	376	385	378
	6.3	6.7	7.2	7.6	8.4	9.3	10.2	10.7	10.6	10.4
認知症自立度Ⅲ以上	79	90	111	135	157	176	192	205	212	208
	3.4	3.6	3.9	4.1	4.5	5.1	5.5	5.8	5.8	5.7

※下段は、65歳以上人口比（%）　〔平成15年６月　厚生労働省老健局総務課推計より引用〕

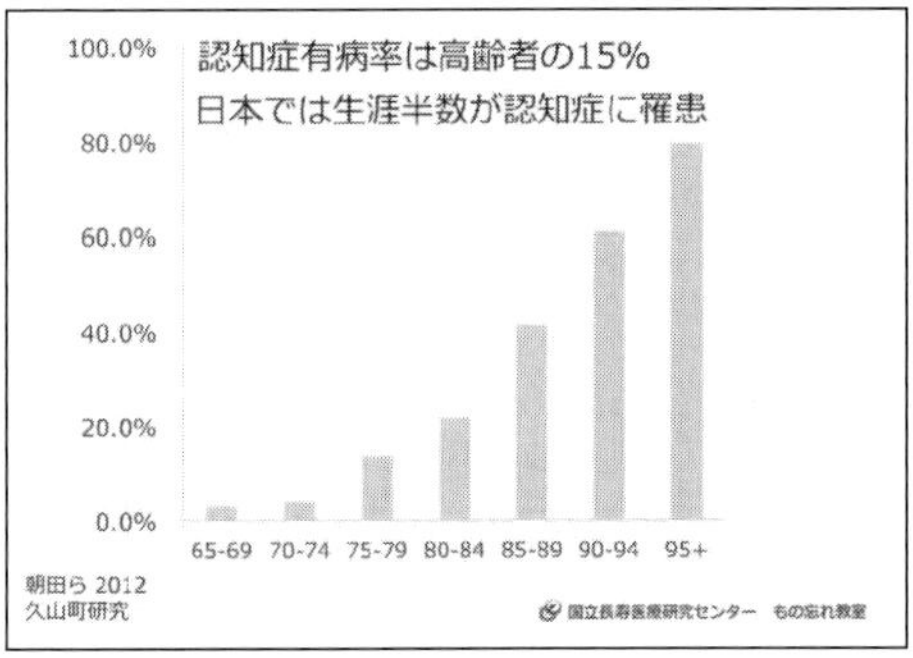

図６　年齢層別の認知症有病率
〔国立長寿医療研究センター：認知症はじめの一歩．2015より引用〕

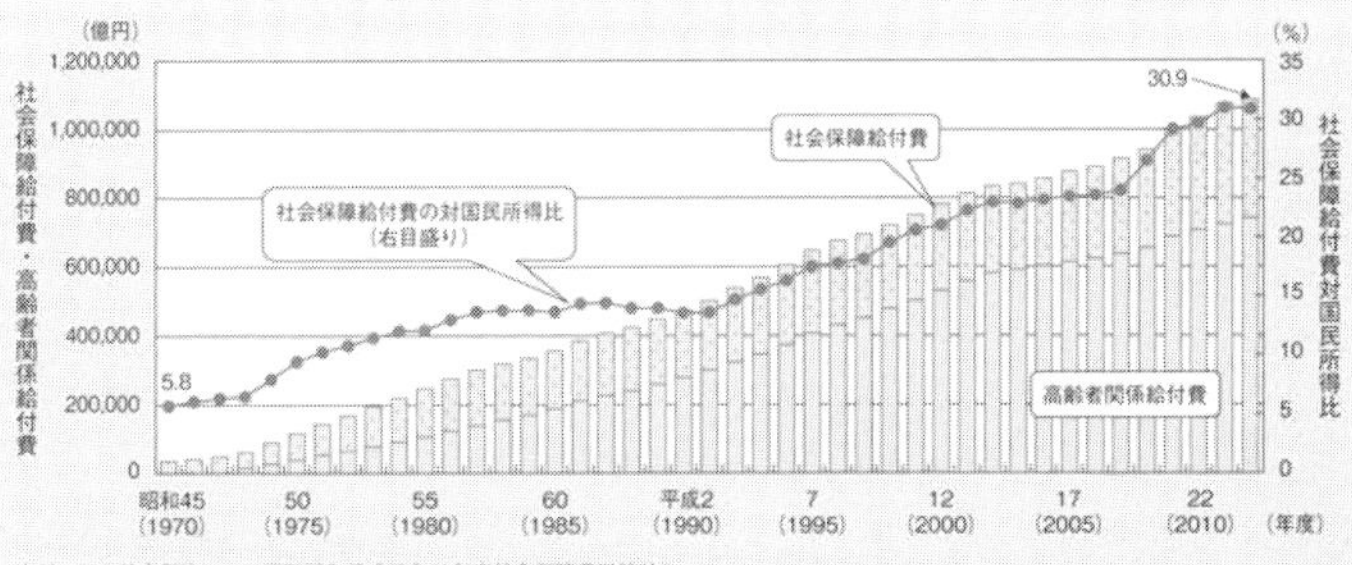

資料：国立社会保障・人口問題研究所「平成24年度社会保障費用統計」
（注1）高齢者関係給付費とは、年金保険給付費、高齢者医療給付費、老人福祉サービス給付費及び高年齢雇用継続給付費を合わせたもので昭和48年度から集計
（注2）高齢者医療給付費は、平成19年度までは旧老人保健制度からの医療給付額、平成20年度は後期高齢者医療制度からの医療給付額及び旧老人保健制度からの平成20年3月分の医療給付額等が含まれている。

図７　社会保障給付費の推移　〔平成27年版高齢社会白書より引用〕

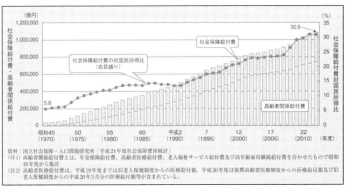

社会保障給付費はどうなるの？

図7に示すように、社会保障給付費全体について、平成二四（二〇一二）年度は一〇八兆五、五八六億円となり過去最高の水準になった。国民所得に占める割合は、昭和四五（一九七〇）年度の五・八パーセントから三〇・九パーセントに上昇し、社会保障給付費のうち、高齢者関係給付費について、平成二四（二〇一二）年度は七四兆一、〇〇四億円であり、社会保障給付費に占める割合は六八・三パーセントにも上る。先にも書いたが、生産年齢人口が減る、たとえ生産効率性が上がったとしても、わが国の財源（税収）が右肩上がりになるとは到底思えず、むしろ縮小社会に向かっていくはずだ。一方、高齢化の進展により社会保障費は増え続ける……。持続可能な社会の構築は「言うは易く行うは難し」であることは明白である。

限界集落

六五歳以上の高齢者が人口比率で住民の五〇パーセントを超えた集落は、やがて消滅する地域であるとして「限界集落」と呼ばれている。日本には、約八千もの限界集落があると言われている。しかし、それは行政単位として地域を維持することが限界なのであって、そこに人が住み、人としての営みを維持することができないわけではない。若者は高等学校に入学する時から地元を離れ、そのまま大学生、社会人と都市部へ移動する。青壮年層も仕事を求めて都市部へ流出し、結果として少子化が進み、学校が統廃合され、地域医療が崩壊し、防災にも公共交通機関にも深刻な影響を与える。職も減り、基幹産業の農林水産業の担い手もなく、荒れ果てた里と化していく。もはや「限界」ではなく実質的には「消滅」なのかもしれない。都市部に移動できる若者はまだしも、住み慣れたわが家・わが地域で暮らし続けるのは高齢者である。また、高齢者が認知症になる原因の一つに「馴染みの関係の喪失」があり、住み慣れた地域を離れることこそが、認知症発症を後押しすることにもなる。

地方創生という言葉が流行っている。二〇一四年（平成二六年）九月三日に発足した第二次安倍改造内閣の同日の閣議決定により「まち・ひと・しごと創生本部」が設置され、同年一二月二日のまち・ひと・しごと創生法の施行により同本部は内閣に設置される法定の組織となったことは周知のとおりである。同本部は、日本の急速な少子高齢化の進展に的確に対応し、人口減少に歯止めをかけ、首都圏への人口集中（東京一極集中）を是正し、地域におけるワークライフバランスを確保して、将来にわたって活力ある日本社会を維持していくために「まち・ひと・しごと創生総合戦略」を策定し実施するものだとしている。地方創生担当大臣は同本部の副本部長を担い、本部長は内閣総理大臣が担い、本部員は全ての国務大臣が担うとされ、事務は内閣官房が所掌し、内閣官房副長官補が掌理する。つまり、国を挙げて地方の活性化に取り組もうということだが、その解決策が簡単ではないことは誰もが感じることだろう。

旧六合村の現状と六合温泉医療センター

一九〇〇年（明治三三年）七月一日に群馬県草津村のうち、小雨、赤岩、生須、太子、日影、入山が六合村として分立した。なぜ六合を「くに」と読むのか。日本書紀の神武天皇即位のくだりに「六合を兼ねて以って都を開き」とあり、「六合」とは天地と東西南北、すなわち支配の及ぶ範囲「国」を表すことから、六つの集落が合併してできた村だったからこそ「六合」を「くに」と読んでいると言われている。そして、二〇一〇年（平成二二年）三月二八日に吾妻郡中之条町と合併し、公には六合という名前は現在は残っていない。

私が六合村へき地診療所に自治医科大学の卒業生として着任したのが昭和六三年六月だった。詳細は省くが、ふるさと創生基金を活用し、「福祉リゾート六合」と銘打って、「六合温泉医療センター」を開設し、当時の社団法人地域医療振興協会が六合村から運営を受託したのが平成五年九月一日。当時の人口は二〇〇〇人強だったが、現在は一五〇〇人を割り込んでいる（表3）。現在の中之条町六合地区を含む四町村を西吾妻地域と称している。西吾妻地域全体としても人口は平成二四年から二七年の三年間で四・四パーセントの減少であるが、

表３　西吾妻地域の状況

【人口】

	（六合地区）	長野原町	嬬恋村	草津町	西吾妻地域
平成24年	1,720	6,266	10,398	6,940	25,324
平成27年	1,470	5,953	10,103	6,689	24,215
差	-250	-313	-295	-251	-1,109
%	-14.5%	-5.0%	-2.8%	-3.6%	-4.4%

【高齢者数（65歳以上）】

	（六合地区）	長野原町	嬬恋村	草津町	西吾妻地域
平成24年	572	1,767	2,993	2,157	7,489
平成27年	583	1,914	3,200	2,283	7,980
差	11	147	207	126	491
%	1.9%	8.3%	6.9%	5.8%	6.6%

【要介護認定者数】

	（六合地区）	長野原町	嬬恋村	草津町	西吾妻地域
平成24年	78	182	378	194	832
平成27年	65	238	430	230	963
差	-13	56	52	36	131
%	-16.7%	30.8%	13.8%	18.6%	15.7%

【介護保険施設利用者数】

	（六合地区）	長野原町	嬬恋村	草津町	西吾妻地域
平成24年	29	54	107	33	223
平成27年	31	60	113	39	243
差	2	6	6	6	20
%	6.9%	11.1%	5.6%	18.2%	9.0%

【介護保険施設利用率】

	（六合地区）	長野原町	嬬恋村	草津町	西吾妻地域
平成24年	37.2%	29.7%	28.3%	17.0%	26.8%
平成27年	47.7%	25.2%	26.3%	17.0%	25.2%
差	10.5%	-4.5%	-2.0%	-0.1%	-1.6%
%	28.3%	-15.0%	-7.2%	-0.3%	-5.9%

【介護保険施設等 ベッド数】

特別養護老人ホーム	からまつ荘	長野原町	80
	白樺荘	嬬恋村	90
介護老人保健施設	六合つつじ荘	（六合地区）	50
介護療養型医療施設	草津こまくさ病院	草津町	114
	西吾妻福祉病院	長野原町	37
グループホーム	笑みの里　暖輪	（六合地区）	9
	そよ風	草津町	18
	ぬくもりの家	長野原町	18
有料老人ホーム	メディス草津	草津町	45
ショートステイ	そよ風	草津町	20
サービス付き高齢者住宅	オランチ草津	草津町	33
	メゾンぬくもり	長野原町	25
		計	539

もっとも過疎が著しいとされる六合地区は一四・五パーセントの減少になっている。それにもかかわらず、高齢者数は全体では四九一人の増加（六・六パーセント増）であり、六合地区でも一一人の増加（一・九パーセント増）である。このことは何を物語っているのか……。人口減少の最先端である六合地区は、近い将来は高齢者ですら減ってくることを示している。一方、西吾妻地域の要介護認定者数は九六三人（一五・七パーセント増）だが、介護保険施設の利用者数は二五三人である。そこに、昨今の介護保険施設や有料老人ホーム、認知症対応型小規模施設、サービス付き高齢者住宅などの箱モノの収容者数が右肩上がりで増加し、こうした介護保険施設などの入所定員は五三九人と、利用者数のニーズを大幅に上回っていることが確認されている。既に、介護保険施設などでは利用者の確保が困難になっており、各施設ともに運営そのものが困難になりつつある。

六合温泉医療センターの機能の見直し

人口が減る、今は高齢者数が増えるかもしれないが、いずれ高齢者も減る。そして、介護離職を防止するとの掛け声もあるが、まだまだ介護関連の高齢者施設を増やす施策を続けようとすることに異論を唱える人が増えてきている。まさにそのとおりであり、介護関連施設で働く専門職も、人口減によって確保が困難なのが現実である。現在、経済連携協定（ＥＰＡ：

Economic Partnership Agreement）によって、看護師・介護福祉士候補者の受け入れについての企画が国を挙げて進められているのはご存じのとおりである。介護人材不足の深刻さを物語っており、フィリピンやインドネシアなどの海外にその人材を依存せざるを得ない状況なのである。

六合温泉医療センターも例外ではない。ふるさと創生で立ち上げた二三年前は勢いもよく、周辺に昼夜を問わず救急医療に対応する病院が少ないこともあって、大観光地でもある草津温泉や嬬恋高原などからの救急車搬送が年間一〇〇台近い時代もあった。しかし、平成一四年に地域医療振興協会が周産期や外科救急も含めた地域中核病院を設置運営することになったこと、リーマンショックなどで温泉観光客が激減したこと、北海道や九州まで新幹線や高速道路網で整備されつつあるのに、草津温泉などは交通アクセス面で取り残されてしまったこと等の要因が相まって、西吾妻福祉病院も含めてこの地域全体での医療・介護ニーズに根本的な変化が生じてきた。平成二二年春の旧六合村が中之条町に合併されることをきっかけに、中之条町とは六合温泉医療センターの動向を含め、月に一回の頻度で将来問題の検討委員会を設置して議論してきた。行政的には行政サービスの縮小や廃止には根強い反発がある。しかし、一方では厳しい財政事情から、財政支出の適正化も求められる。診療所の外来患者や老人保健施設「つつじ荘」などの利用者が減ることとは、経営が行き詰まることを意味する。決して楽観はできない状況で、その中で出された幾つかの案（実行してきたことも含めて）

の主なものを次に記す。

1　有床診療所を無床化し、西吾妻福祉病院との機能分化をする（対応済み）
2　医師や看護師数を機能に合わせて適正化する（対応済み）
3　新たな医療機器の更新はせず、西吾妻福祉病院の機能利用で対応（対応継続中）
4　居宅介護支援事業所を西吾妻福祉病院に移設する（対応済み）
5　老健を特別養護老人ホームやサービス付き高齢者住宅などへ転換（検討中）
6　利用者減に合わせて、職員を他施設などへ派遣・支援に出す（対応継続中）
7　老健は西吾妻福祉病院に移設統合する（検討中）
8　医療センター自体も出張診療所に変え、西吾妻福祉病院を拠点とする（検討中）

しかし、他の施設への転換などは、結局どのような転換類型を検討しても、利用してもらう方々の絶対数が減ってしまっては元も子もない。西吾妻福祉病院との統廃合を含めた対応も、西吾妻福祉病院は四町村が設置した一部事務組合が開設した施設であり、六合温泉医療センターの開設者は単独町村でもあり、行政の壁が大きく立ちはだかっているので、容易ではない。

では六合温泉医療センターの将来展望は？

六合温泉医療センターの将来は、公益社団法人地域医療振興協会の考える地域医療の定義から紐解けると思う。『医療人、住民と行政が三位一体になって、担当する地域の限られた医療資源を最大限有効に活用し、継続的に包括的な医療を展開するプロセス』というものである。ここで着目してほしいのは、「包括的に展開するプロセス」という言葉である。地域も様変わりする、人々も変わる、医療や介護に対する意識も変わる、医療技術などの進化も目まぐるしい、ITなどの情報技術は情報過疎を駆逐している、ドローン（drone）などの技術革新により搬送機能なども大幅に変化しつつある…等の環境の変化にしっかりと対応し、医療や介護側もアメーバのように姿や中身を変えていくプロセスが重要と、三〇年前に定義されたものだ。本稿で記述してきたように、人口減少・高齢化・少子化・都市集中化の波は止めようがない。でも、視点を翻せば、地方には大自然が残る、都会では失われつつある「故郷」が残る、「人情」が残ることなどを逆手にとっての展開に転じること、すなわち後ろ向きに考えるのではなく、前向き（positive thinking）に進んでみようではないか。高齢化などでわが国の最先端ということは、世界中の最先端を突っ走る旧　六合村における医療の在り方は、そこに人が住みつづける限り必要なことになる。ここを突破することができれば、日本の、世界の未来が開けてくる、そんな気概を持って試行錯誤を続け、創立四〇周年・五〇周年記念のころには、変貌した六合温泉医療センターが自立して元気に活動しているように皆さんと一緒に考えていきたいと密かに思っている。

（公益社団法人地域医療振興協会　東日本担当常務理事
介護老人保健施設市川ゆうゆう　管理者・施設長
六合温泉医療センター　センター長　西吾妻福祉病院　名誉病院長）

地域医療を担うＮＩＭＡＳの役割

立花一幸

はじめに

日本の空に、医療用ヘリコプター（以後、ヘリ）が飛ぶようになったのはいつの頃からだろうか？　医療用ヘリといっても、その活動範囲は広く、まず思い浮かぶのは、医師や看護師が搭乗して現場に向かい、重症患者に対応するドクターヘリであろう。二〇〇一年四月に川崎医科大学病院を基地病院として、岡山県ドクターヘリ事業が開始されて以降、ドクターヘリによる重症患者対応システムは全国に拡がりを見せている。

頻度は低いが、ヘリを使用し、臓器移植に用いられる摘出臓器や緊急輸血に使用する血液を迅速に輸送することも行われている。

また、自衛隊ヘリの協力により離島から本土への重症患者の搬送活動は、地域によっては四〇年以上前から行われている。

同様に、都道府県が所有する消防防災ヘリも医療用ヘリとして、その地域の実情にあった独自の取り組みに活かされており、医療用ヘリの活動は日本の医療に大きな改革をもたらしたと言っても過言ではない。

数多くの有人離島を抱える長崎県では、一九七〇年（昭和四五年）より、海上自衛隊の協力のもと、離島から本土への重症患者の病院間転院搬送が行われてきた。長崎県ドクターヘリ事業の開始後も、夜間やドクターヘリが運航困難な悪天候時には、自衛隊ヘリが活動している。

一方、医師をヘリコプターで離島・へき地に搬送することにより、地域医療を支援している事業がある。それは、公益社団法人地域医療振興協会が公益事業として、二〇一一年一一月から取り組んでいる「長崎県離島医師搬送システム」事業（Nagasaki Islands Medical Air System：ＮＩＭＡＳ事業）である。この事業は、「本土の専門医の離島派遣や離島間の医師の相互派遣を、迅速かつ効率的に行うため、医師の移動手段としてヘリを使用することにより、離島医療における医師の確保、診療機会の拡大、診療の質の向上を進めること」を目的として開始された。

事業開始の経緯

島国日本の中において、長崎県は全国一の島嶼県であり、二〇一二年の日本離島センターの資料によると、長崎県は、六〇〇余りの離島の内、五島列島や対馬、壱岐などの大離島をはじめ、五一の有人離島を有している（図1）。これらの離島で、県人口の約九パーセントにあたる一二万人余りの人々が生活を営んでおり、離島医療の充実は、島民の切実な願いであるとともに、県や離島の自治体にとっても、重要な行政課題の一つとなっている。

長崎県の大離島の病院では、以前より、常設されていない診療科については、本土の医療機関から定期的に専門医の派遣を受け、医療の質の維持・向上を図ってきた。しかし、多くの離島は移動に時間がかかる上、離島での滞在時間はフェリーや航

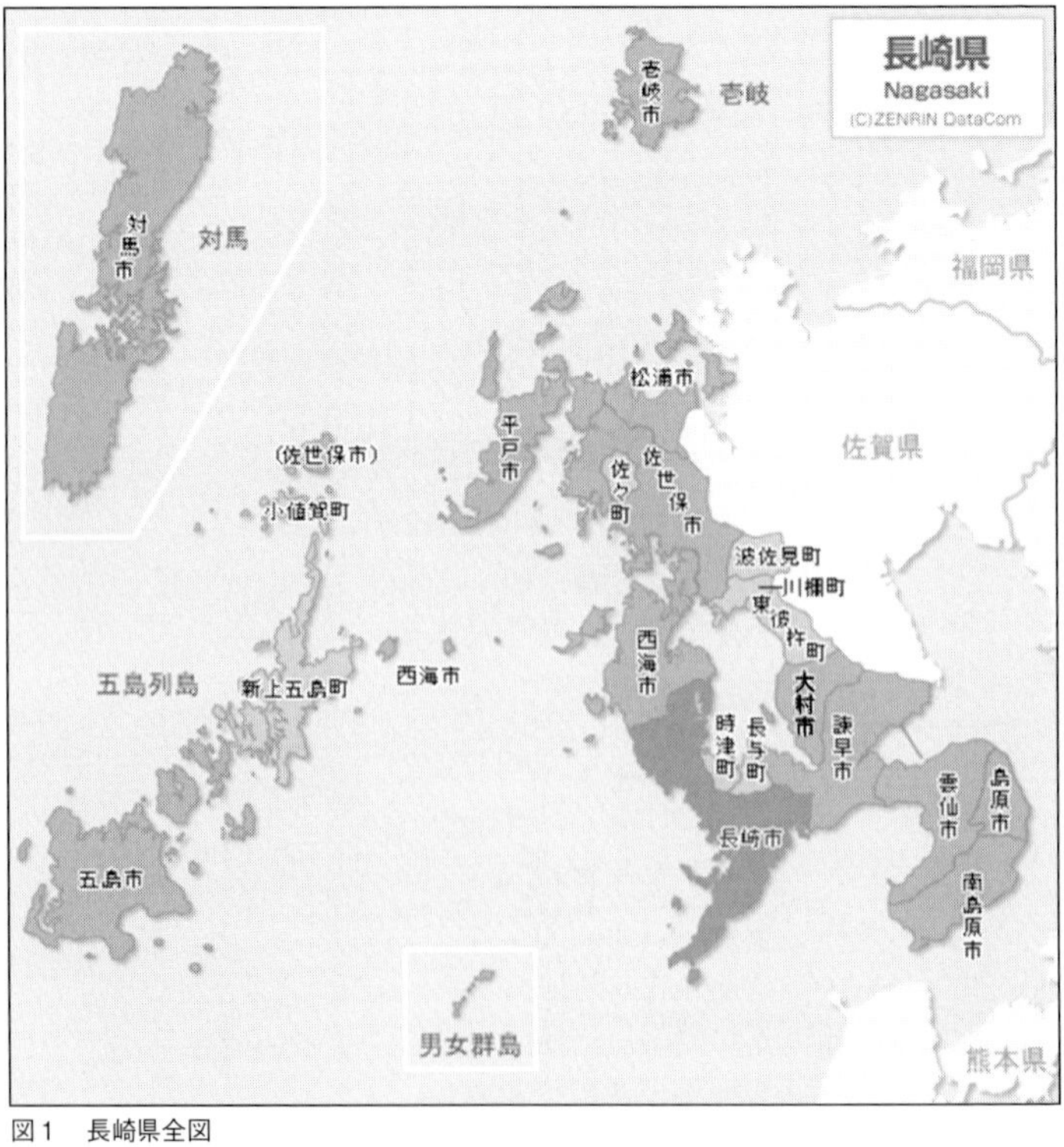

図1　長崎県全図

空機の運行ダイヤに影響を受けるため、診療時間が大きく制約され、患者が多いときには、全患者を診療できないという事案も発生していた。また、海上交通路での移動に苦痛を感じている医師も少なからずおり、離島医療への積極的支援の妨げとなることもあった。これらの問題をできるだけ解消するため、平成二三（二〇一一）年四月、長崎県と地域医療振興協会との間で、ヘリコプターで医師を離島に搬送する仕組みの創設について協議が開始された。

ヘリ選択の背景

二〇一一年三月一一日に発生した東日本大震災により、同年四月一日より地域医療振興協会が管理運営する予定となっていた宮城県の女川町立病院も甚大な被害を受け、同院は診療機能の多くを失った。国道や高速道路はもちろんのこと、鉄道や空港も使用不能となり、女川までの交通アクセスは断たれ、同院は孤立状態となった。この事態を救援するため、地域医療振興協会は、発災翌日より、東京新木場のヘリポートからヘリを運航し、医師・看護師や医薬品・食料品・水等を搬送し救援活動を行った。この時、女川のヘリの離発着には同院の駐車場を使用することができ、このことが迅速な救

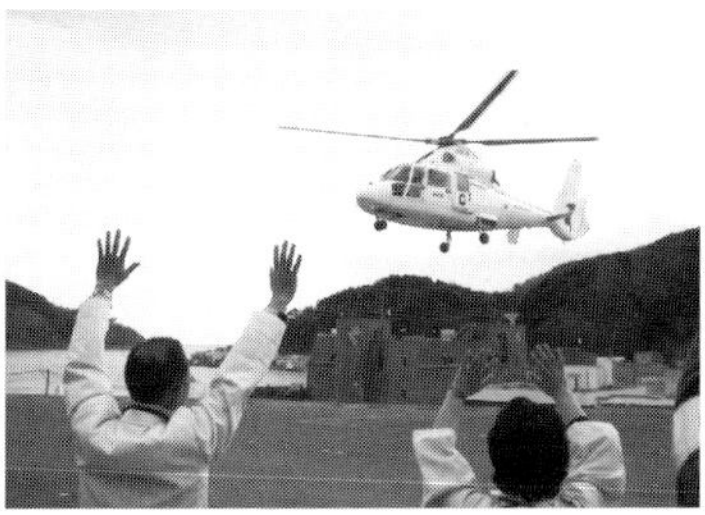

写真１　女川町立病院駐車場で離発着するヘリコプター

援活動につながった（写真1）。

一方、NIMAS事業に使用する航空機は、当初、固定翼機（ビーチクラフト機）が予定されていたが、この固定翼機は、震災発生時に仙台空港に駐機されており、津波による被害を受け、廃棄処分となった。このことと合わせ、女川町立病院への救援活動で、ヘリコプターの優れた機動性や効率性を目の当たりにしたことにより、地域医療振興協会は、NIMAS事業に使用する航空機を固定翼機から回転翼機（ヘリコプター）へ変更することを決定した。

トライアル運航

平成二三年一一月、地域医療振興協会は、NIMAS事業につき、独自でトライアル運航を開始した（図2）。このトライアル運航において、医師の派遣先・派遣元病院の要望や、事業にかかる諸経費の問題、天候による欠航率、搭乗医師による事業評価等の資料を集積し、それらを基

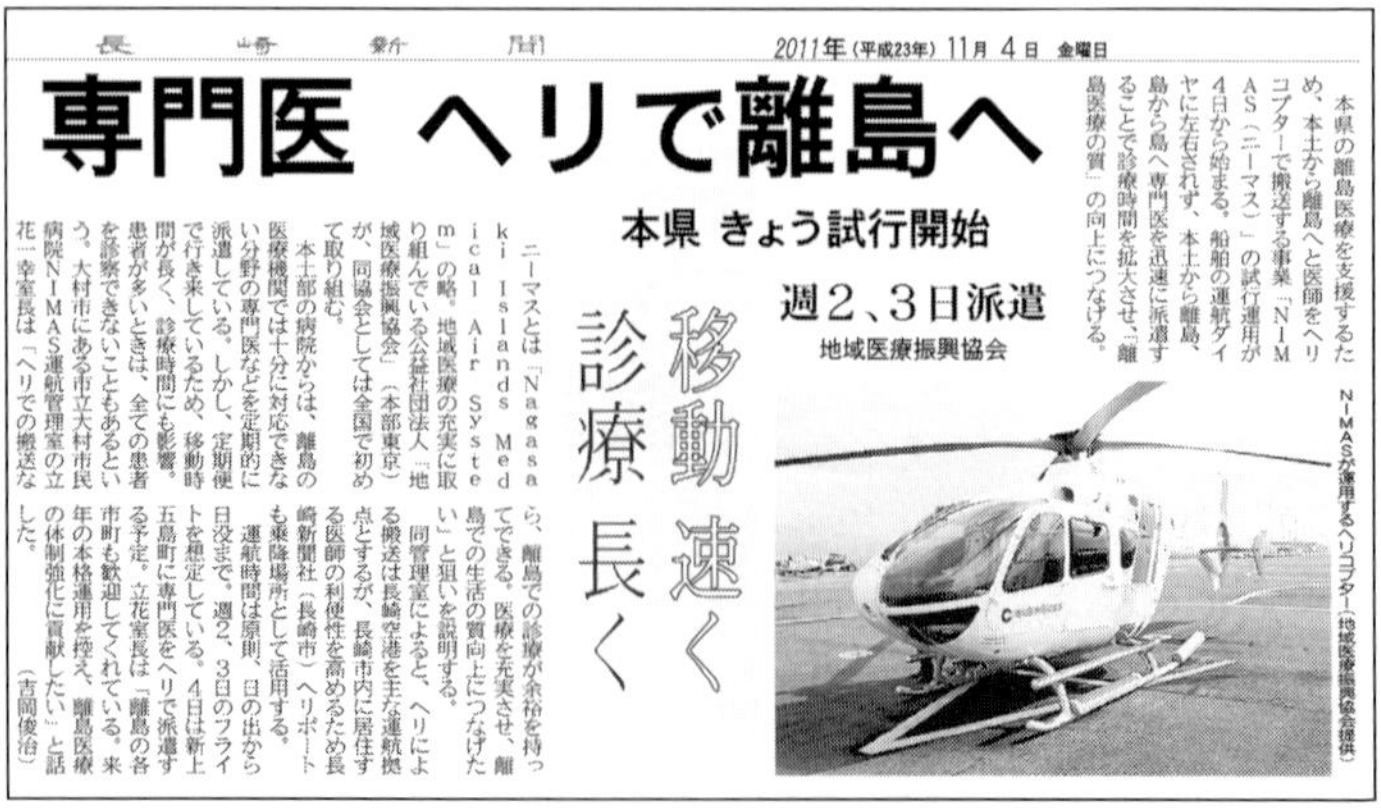

長崎新聞　2011年（平成23年）11月4日　金曜日

専門医　ヘリで離島へ

本県　きょう試行開始

週2、3日派遣

地域医療振興協会

移動速く　診療長く

本県の離島医療を支援するため、本土から離島へと医師をヘリコプターで搬送する事業「NIMAS（ニーマス）」の試行運用が4日から始まる。船舶の運航ダイヤに左右されず、本土から離島、島から島へ専門医を迅速に派遣することで診療時間を拡大させ、「離島医療の質」の向上につなげる。

NIMASが運用するヘリコプター（地域医療振興協会提供）

ニーマスとは「Nagasaki Islands Medical Air System」の略。地域医療の充実に取り組んでいる公益社団法人「地域医療振興協会」（本部東京）が、同協会としては全国で初めて取り組む。

本土部の病院からは、離島の医療機関では十分に対応できない分野の専門医などを定期的に派遣している。しかし、定期便で行き来しているため、移動時間が長く、診療時間にも影響。患者が多いときは、全ての患者を診察できないこともあるという。大村市にある市立大村市民病院NIMAS運航管理室の立花一幸室長は「ヘリでの搬送なら、離島での診療が余裕を持ってできる。医療を充実させ、離島での生活の質向上につなげたい」と狙いを説明する。

同管理室によると、ヘリによる搬送は長崎空港を主な運航拠点とするが、長崎市内に居住する医師の利便性を高めるため長崎新聞社（長崎市）ヘリポートも乗降場所として活用する。

運航時間は原則、日の出から日没まで。週2、3日のフライトを想定している。4日は新上五島町に専門医をヘリで派遣する予定。立花室長は「離島の各市町も歓迎してくれている。来年の本格運用を控え、離島医療の体制強化に貢献したい」と話した。

（吉岡俊治）

図2　長崎新聞社提供

に、長崎県と地域医療振興協会との間で、事業の是非について協議が重ねられた。その結果、当事業が離島医療の確保に極めて有用である、との結論が出され、平成二四年二月、長崎県は、当事業を長崎県地域医療再生臨時特例基金からの補助事業とすることを決定した。

事業の概要

事業の運営主体は地域医療振興協会が担うこととなり、当協会は平成二五年二月、カナダ・ベル社製のベル式４２９型機を購入し本格運航を開始した（写真２）。また、同年六月には長崎空港内に専用格納庫を建設しハード面の整備を順次行った（写真３）。運用の面では、地域医療振興協会が事業主体者となり、実際の運営は地域医療振興協会市立大村市民病院内に設置された「ＮＩＭＡＳ運航調整室」が行っている。運航は民間航空会社に委託し、長崎空港と長崎市内の県有地を運航拠点として長崎県内の離島に専門医を搬送している。事業費用に関しては、ヘリコプター購入費と格納庫建築費は長崎県

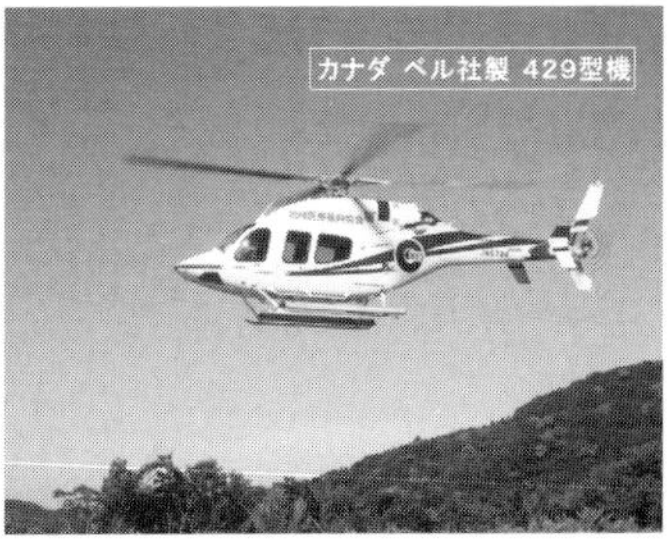

写真２　ベル社ヘリコプター429型機

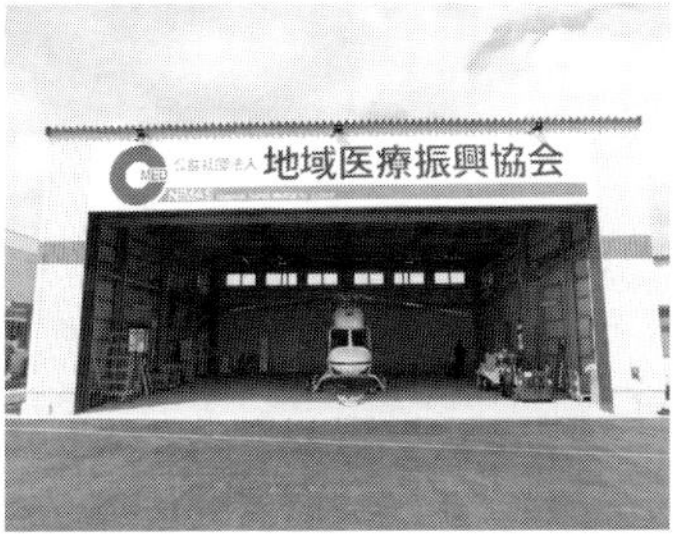

写真３　格納庫写真

と地域医療振興協会が折半出資とし、維持経費については地域医療振興協会が負担することとなっている。また、運航経費は派遣を受ける医療機関が、NIMAS運営協議会の取り決めに従い燃料費の一部を利用実績に応じて負担することとなっているが、従来のフェリーでの移動に要した経費以下に設定されている（図3）。

表1　派遣医師との同乗を可能としているケース

① 本土の病院での治療終了後、様々な身体的要因や医療器具装着のため、既存の交通機関では帰島が極めて困難な患者
②本土での会議や学会等に出席する離島病院の勤務医
③ 離島医療研修を目的とした研修医
④ 応援医師に同行するコメディカルスタッフ

ヘリコプターの運航要件としては、ヘリコプターを使用することにより、離島での診療が効率的に行われることを原則としている。また、ヘリコプターをより有効に活用することを目的として、表1に示すようなケースについては、応援医師と同乗することを可能としている。

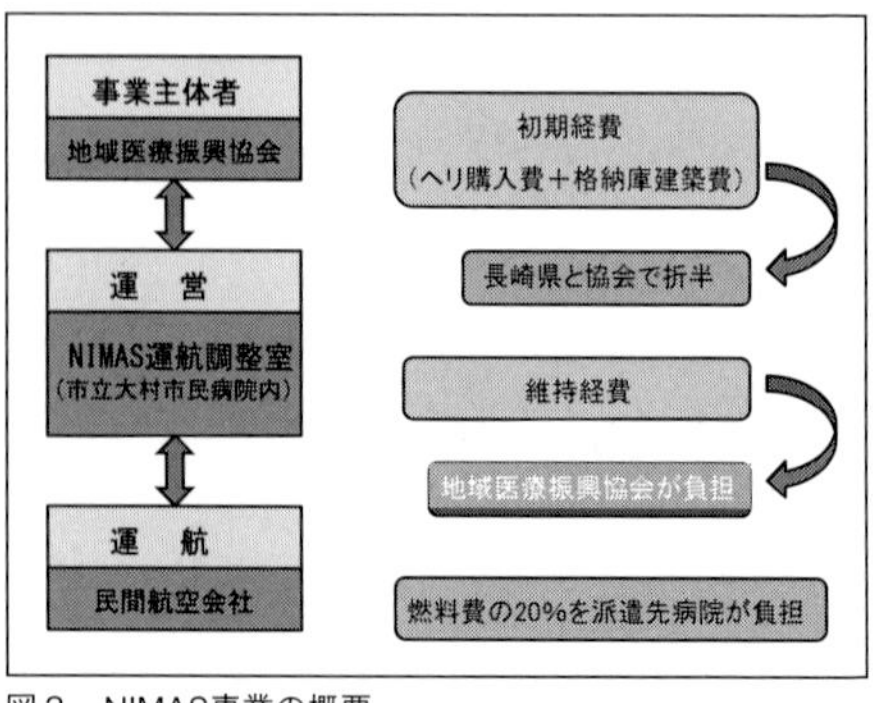

図３　NIMAS事業の概要

事業実績

従来の行程では、移動時間に片道二～五時間を要していたが、多くのケースで二五～五〇分での移動が可能となり、移動時間は大幅に短縮された（表2、図4）。表3にトライアル運航が開始された平成二三年一一月から平成二八年三月までの搬送実績を示している。約四年半の間に、八二五日就航し、約二、六〇〇名の医師を搬送してきたが、その数は年々増加している。表4に応援医師と同乗した搭乗者の内訳を示している。離島医療研修に向かう研修医延べ三七二名が同乗している。また、重篤な病態を発症し、ドクターヘリで離島から本土の医療機関に搬送され、急

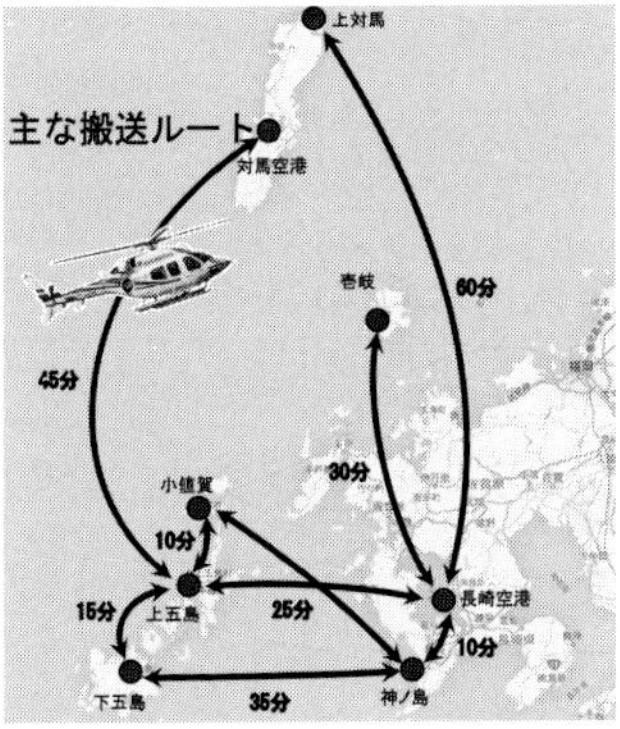

図4　主な搬送ルート

表2　移動時間比較

派遣先施設	移動起点	従来	ヘリコプター
上五島病院	長崎市	120分（船便+陸路）	25分
	大村市	170分（船便+陸路）	25分
	福江市	80分（船便+陸路）	15分
上対馬病院	大村市	140分（航空機+陸路）	60分
奈留医療センター	大村市	70分～110分（航空機+船便）	30分
		160～190分（船便+船便）	
小値賀町国保診療所	長崎市	200分～270分（船便+陸路）	25分
	大村市	160分～230分（船便+陸路）	25分
	平戸市	140分～210分（船便+陸路）	20分

（移動時間は乗換でも待ち時間を除く純粋な移動時間）

性期の治療後、さまざまな身体的事情や医療器具装着のため、既存の交通手段では帰島が極めて困難な患者も主治医・家族とともに同乗搬送の対象としている。四年半で三一症例を離島へ逆搬送している（写真４）。また、離島の病院に勤務する医師が、学会や会議等で島外に出張する際、ヘリを活用することにより、午前中の診療が可能となる事

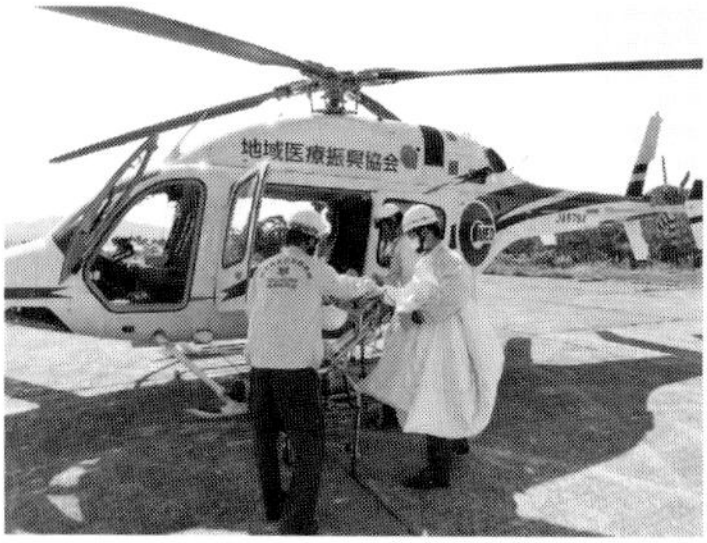

写真４　患者搬送

表３　NIMAS運航実績

	平成23年度	平成24年度	平成25年度	平成26年度	平成27年度	計	平均／月
運航予定日数	50	193	200	192	190	825	15.3
運航実施日数	42	151	156	142	133	624	11.6
欠航日数	8	42	44	50	57	201	3.7
就航率	84%	78%	78%	74%	62%	70%	76%
搭乗人数	113	487	576	756	719	2,651	49.1
患者搬送件数	1	4	12	8	6	31	0.6

（平成23年度は11月～3月実績）

表４　搭乗者内訳

	平成23年度	平成24年度	平成25年度	平成26年度	平成27年度	計	年平均
派遣医師	85	358	443	610	587	2,083	416.6
研修医	3	75	72	117	105	372	74.4
患者搬送関係	2	6	20	6	5	39	7.8
同乗医師（島外への出張等）	23	48	37	23	17	148	29.6
コメディカル	0	0	4	0	5	9	1.8
計	113	487	576	756	353	2,285	457.0

（平成23年度は11月～3月実績）

例も数多くあり、これも離島医療の確保につながっている。

事業の評価

ＮＩＭＡＳの利用経験のある医師に対し、この事業に関する聞き取り調査を実施したところ、ＮＩＭＡＳ事業が高く評価されていることが確認された。主な感想としては、①船便に比して外来診療時間を多くとることができ、余裕を持って診療することができる、②日帰りでの手術も可能、③短時間で離島に着くので体力的にも精神的にも負担が軽減され診療の質が向上した。④日帰りでの日程が可能となったので、所属先の病院での仕事もしやすくなり、離島という不便さが相当補正された、等の意見が寄せられている。

一方で、①予定された運航のみならず、臨時の案件にも対応して欲しい、②土日にも対応できれば用途が広がる、③欠航率が意外と高く、仕事の計算ができない、等の意見も聞かれた。

次に、ＮＩＭＡＳ事業開始当初より本事業の運営にご協力をいただいている六名の方々から当事業への評価をしていただいた。本土から医師の応援を受けている離島の医療機関の多くは長崎県病院企業団の病院であるが、同企業団の米倉正大企業長は、「ＮＩＭＡＳが地域医療振興協会によって行われるようになって四年半が経った。日本でも画期的なシステムとして注目され、すでに定着し離島医療に大きく貢献している。ここに来るまでにはいろいろな壁があったが、使用する航空機をヘリコプターにしたことにより、今日まで、より多くの離島へ、より多くの医師を運ぶ結果となり、離島の住民に喜ばれている」と評価している。また、受け入れ側の離島病院である長崎県上五島病院の八坂貴宏院長も、「本土から代診医や専門医を派遣いただくことは、離島の医師不足の解消に役立っており、それを支援するNIMASは、今や必要不可欠なものとなっている。今後も継続的な運営をお願いしたい」と事業の継続を要望している。前項で述べたように、派遣医師が搭乗するヘリに、離島医療研修に向かう研修医の同乗を許可しているが、派遣元の長崎大学医療教育開発センター長の浜田久之教授は、「長崎大学の研修医全員が、NIMASを利用し、離島でプライマリ・ケア研修を経験する。この中から、離島の病院での地域研修を選択した初期研修医や一年間の後期研修を選択した医師を輩出したことは大きな教育的成果である」と述べ、NIMASの付随効果として、研修医が離島医療に関心を持つ契機にもなっていることを強調している。同じく、派遣元の国立病院機構長崎医療センターの江崎宏典病院長も「NIMASは、患者さんにとっても医師にとっても有意義な事業であり、皆から高い評価を得ている。また、長崎医療センターにドクターヘリで離島から救急搬送された患者さんが、治療を終え、地元の病院へ転院される際の搬送手段にNIMASを利用させていただき助かっている。今後も、逆搬送についても続けてほしい」として離島への患者の逆搬送事業も高い評価を受けている。

また、行政の立場から、長崎県の沢水清明福祉保健部長は、「県民が離島で安心安全な生活を送るためには医療の確保は重要であり、県も離島医師確保をはじめさまざまな施策を講じている。ＮＩＭＡＳは、派遣医師の移動時間を大幅に短縮し、診療回数、診療時間の拡充など離島医療の充実に大きく寄与しており、今後の発展に期待している」と述べている。ＮＩＭＡＳの利用頻度が最も高い上五島病院が存する新上五島町の江上悦生町長も、「新上五島町は、船舶での往来が本土との唯一の交通手段であり、医療従事者の往来についても天候に左右されることがあり、患者の診察時間の確保にも限りがあった。ＮＩＭＡＳは試験運用から四年半が経過し、今では、島民の尊い生命を守るためにはなくてはならない公益事業となっており、地域医療振興協会には感謝している。今後の発展と存続を願う次第である」と述べており、ＮＩＭＡＳ事業は、関係各位の皆様から、いろいろな付随効果を含め、大きな成果を上げているとして高い評価を頂戴した。また、離島の住民の皆様へのアンケート調査でも、この事業が診療時間の拡大や待ち時間の解消などに効果を上げている、と感謝の声が聞かれている。

今後の課題

当事業が高い評価を受けるにつれニーズが拡大してきており、今後もさまざまなケースへの対応を求められることが予想される。それに伴い、スケジュール調整が複雑化することや、事業の拡大とともに経費が肥大化することが考えられ、これからも、限られた資源の中で、いろいろと創意工夫していかなければならない。

終わりに

長崎県の離島では、少子高齢化・過疎化が深刻であり、離島医療を取り巻く環境も大きく変わろうとしている。大離島でも、過疎化による人口減少が著しく、医療機関の縮小・統合が行われ、それに伴い医師をはじめとした医療従事者の絶対数が減少してきている地域もある。そのような環境にあっても離島医療の後退は許されるものではなく、「離島への定期的な専門医派遣の仕組み」は、離島医療支援策の一つとして、これからも大きな役割を果たすものと考えられる。その時の医師の移動手段にNIMASを活用することにより、離島医療をより効率的かつ効果的に支援することが可能であり、NIMASは、離島医療を側面からサポートする施策として、各方面から大きな期待が寄せられている。

（市立大村市民病院 管理者
NIMAS運航調整室 室長）

今こそ、地域医療！

2016年6月17日　第1版第1刷発行
編　者　公益社団法人 地域医療振興協会
発行人　白石 和浩
発行所　株式会社メディカルサイエンス社
〒150-0002　東京都渋谷区渋谷1-3-9　東海堂渋谷ビル7階
Tel.03-6427-4501／Fax.03-6427-4577
http://medcs.jp/
印刷・製本　日経印刷株式会社

Medical Science Publishing Co., Ltd. Printed in Japan
ISBN 978-4-903843-86-5 C3047